U0022059

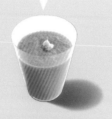
早餐果汁，助代謝！

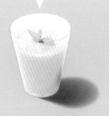

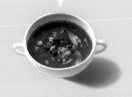

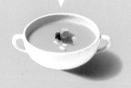

吃飽飽，也能瘦！

全球超過300,000人見證の「果汁瘦身奇蹟」！

Best 7天瘦肚子 ②

早上喝（神奇蔬果汁）× 晚上喝（排毒速效湯）

デトックス&脂肪燃焼 ダブル効果でやせる！
朝ジュース×夜スープダイエット

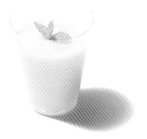

藤井香江。著
許慧貞。譯

「早上喝果汁╳晚上喝湯」 果汁瘦身奇蹟

本書是根據身體的機能與生理時鐘，調整一般人早上與夜晚的飲食習慣，讓大家養成一輩子都不會再發胖的體質。非常適合有下列煩惱的人閱讀：

❶ 實行「7天瘦肚子的神奇蔬果汁」瘦身，想再更瘦的人！

❷ 就是差這麼2、3公斤，就可以瘦得很完美的人。

❸ 忙碌的上班族，回家根本沒有時間煮飯的人。

❹ 不愛吃甜食，也不常吃宵夜，偶爾會做運動，但只要喝水也會胖的人。

我自己利用「早餐喝果汁」的方法半年減重20公斤後，有段時間曾經因為工作晚歸，常常9點、10點才吃晚餐，所以很難確實控制體重，忽胖忽瘦。那時候我可能明明沒吃什麼體重卻增加，因此開始對吃東西感到恐懼，而且落實所有正確的減肥方法，卻還是瘦不下來。

晚上喝「營養蔬菜湯」，馬上甩肉3kg！

在前述情況下，我開始嘗試「晚上喝湯」減肥法，利用大量的蔬菜取代晚餐。結果，居然在兩個禮拜內，成功甩掉之前怎樣都減不掉的3公斤！這件事讓我重新體悟到「晚餐」是減肥成功的關鍵。去年我生了小孩，當然也經歷過孕期體重增加及產後發胖等過程，但多虧「早上喝果汁╳晚上喝湯」的生活，讓我在產後一個月就恢復了原本的體重。

● 「永不發胖」的秘訣

打造「不發胖體質」的基礎，在於營養均衡。要瘦得健康、瘦得漂亮，就必須確實攝取身體所需的營養素，並將之有效地消化、吸收。話雖如此，如果本身不是營養師，一般人要持續每天規律地管理飲食，是相當困難的。

減肥如果只減少攝取的卡路里，或是只吃特定食物，不但會累積壓力、使代謝能力降低，還會養成「難瘦」的體質。相反的，「早上喝果汁X晚上喝湯」能輕鬆且有效地攝取減重所需營養；是配合身體一天生理時鐘的自然飲食法，所以會提高身體的代謝力，讓脂肪更容易燃燒。

● 零壓力，持續做，就能永遠瘦

「早上喝果汁X晚上喝湯」減肥法最大的優點是可以「零壓力持續」。所以沒有「這個不行」、「必須這麼做才可以」的嚴格規定。這個減肥法具有容易實踐、清楚易懂的特點，誰都能馬上學會。更重要的是，它可以讓人持續不間斷地實行。

如果能在瘦下來之後，持續以此方法控制體重，就能讓你維持一輩子的窈窕美麗。由衷期盼這本匯聚我小小智慧結晶的書，能幫上大家的忙，希望每個人都能健康瘦身、快樂減重！

藤井香江

contents

Part3
健康速瘦3公斤！「關鍵2週甩肉計畫」Start

吃再多也不胖！晚餐蔬菜湯篇

Part**4**
喝出好心情！13道心曠神怡的五彩果汁

Part**5**
提升減肥效果！7道高纖強效「瘦身排毒湯」

Part**6**
回到「理想體重」！
早上喝果汁X晚上喝湯，減肥成功的秘訣

Q1 持續「早上喝果汁X晚上喝湯」生活，多久見效？

Q2 我有吃早餐的習慣，只喝果汁很容易餓，怎麼辦？

Q3 一定要用「調理機」製作果汁嗎？

Q4 將蔬菜及水果冷凍起來，酵素會不會流失？

Q5 如果中午只喝蔬菜湯，會不會瘦得更快？

Q6 何選擇「市售湯品」？

Q7 關鍵2週甩肉計畫的「排毒期」為什麼只有2天？

Q8 晚上有聚會必須外食時，該注意哪些事呢？

Q9 減肥成功後的「復食期」，如何「避免復胖」？

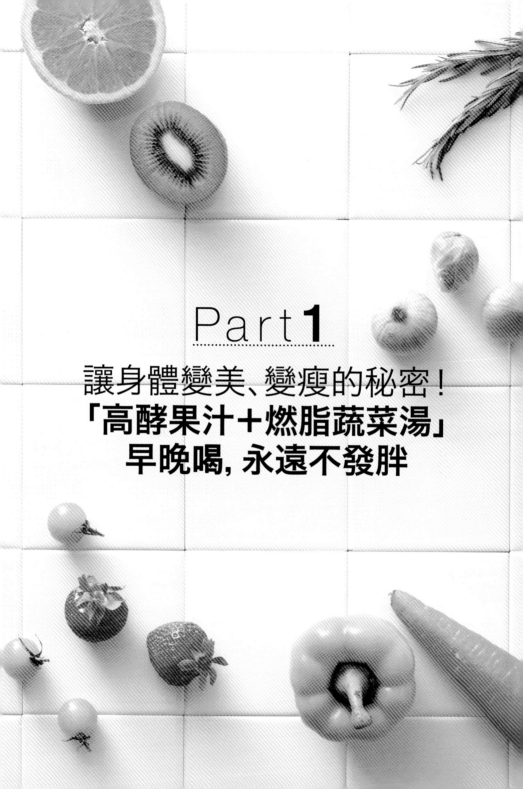

Part 1

讓身體變美、變瘦的秘密！
「高酵果汁＋燃脂蔬菜湯」
早晚喝，永遠不發胖

用果汁+蔬菜湯打造
永不發胖 的體質！

　　16年前，我靠著「早餐果汁減肥法」半年內成功減重20公斤。不過之後有一段時間，我無法確實地掌控體重。當時下班都晚上9點、10點才吃飯，由於疲累不堪，懶得煮晚餐，所以幾乎每天都買超商的微波便當草草解決。

　　即使飲食不正常，我依然自我催眠「每天早上都有喝果汁，所以不用擔心復胖啦！」沒想到體重卻悄悄胖了3公斤！而且之後一直忽胖忽瘦，還有嚴重的便秘及水腫。陷入「少吃還是發胖；因為怕胖，所以什麼都不敢吃」的困境。

● 打造健康的基底，從喝「蔬菜湯」開始

　　此時，我突然想起小時候家裡餐桌上，總有一鍋添加多種食材熬煮的味噌湯。因為從小每天喝湯，我的身體才會這麼健康。基於這點，我決定重新認識蔬菜湯。

　　剛開始，我在味噌湯裡加入大量蔬菜，並一次煮好一個禮拜的分量。結果喝了3天，便秘的問題改善，臉部浮腫跟失眠的問題也消失了。而腰間那一圈怎麼也減不下來的3公斤肥肉，居然就在幾天內甩掉了！

　　有了這次經驗後，我更確信唯有解決「蔬菜攝取不足」的問題才是養成「易瘦體質」的關鍵。從此，除了早餐喝果汁外，晚餐喝湯也成了我飲食的黃金守則。只要採取「早餐喝果汁、晚餐喝湯」的方式，之前因為不當飲食養成的「難瘦體質」就會重新獲得改善，變成「易瘦體質」。

早上喝果汁vs.晚上喝湯保證立刻瘦！

Step 1 早上「空腹」喝果汁，找回失去的代謝力！

　　早上喝一杯200～300ml含有大量酵素的新鮮蔬果汁，提升代謝能力，讓身體逐漸改變為「易瘦體質」。喝果汁時有兩大重點：

❶ **生飲**：避免蔬果的酵素因溫度過高破壞功效。

❷ **空腹飲用**：成熟水果會由本身的食物酵素消化掉，不會在胃部長時間停留。不過，若先前吃的食物殘留在胃裡，使果汁無法通過胃部，水果中的糖分就會在胃中發酵，妨礙消化。

Step 2 中午「隨心所欲」地吃，也沒問題！

　　午餐可以吃自己想吃的東西。由於中午是消化最旺盛的時期，有任何想吃的食物最好都趁中午吃。酌量食用早晚餐難以攝取的蛋白質（肉、魚、大豆製品）及碳水化合物（米飯）等，不但營養均衡，還能提升漂亮瘦身的效果。如果想確實看到瘦身效果，建議還是要避免高脂肪、高蛋白的飲食，以及用劣質油烹煮的炸物及炒物。

Step 3 晚上喝「排毒蔬菜湯」，雙管齊下！

　　晚餐請在晚上8點前吃完，此時身體的消化作用最旺盛。也請捨棄米飯，改喝配料豐富的蔬菜湯。蔬菜湯能排出體內老廢物質及毒素，並提高身體「燃燒脂肪」的能力。另外，喝湯還能以美味的方式補充「減肥最強食材」──蒜頭跟蔥類食物，再搭配「早餐喝果汁」雙管齊下，便會產生相乘作用，大大提升減肥效果！

Step 4 只要7天，馬上擁有「會瘦的體質」！

　　一開始請抱著愉快輕鬆的心情，以一個禮拜為目標實行「早上喝果汁X晚上喝湯」，接著循序漸進，延長為2個禮拜、3個禮拜。達成減重目標後，晚上的蔬菜湯就可以加入粥或其他配菜，慢慢恢復成一般飲食。如果要改善體質，建議以3個月以上為目標。期間就算偶爾吃太多，有兩、三天無法確實進行「早餐喝果汁X晚餐喝湯」也無所謂，能持續下去才是最重要的。

吃太多 毒素 和只吃 單一食物，是變成「難瘦體質」兩大主因

　　肥胖的原因有很多種，但普遍都認為是「攝取的卡路里大於消耗的卡路里」才會變胖。不過，如果明明沒吃什麼卻變胖、怎樣都瘦不下來，很可能是飲食的內容及身體機能出了問題。

　　我以前試過只吃蘋果或豆腐的「單品減肥法」、「一天只吃兩餐」等極端的減肥方式，但最後都會復胖。持續只吃微波食品或生食，會讓代謝能力明顯下降，肌肉消失、臉頰凹陷，瘦得一點都不健康。

　　我也曾因為不吃含油食物，深受嚴重便秘所苦，並因而使皮膚乾燥。根據過往的經驗，我認為**瘦不下來的最大原因在於「腸道污穢」與「營養不良」。**

原因 1 腸子裡都是「爛泥巴」，當然瘦不下來

　　常吃高脂肪、高蛋白食物或飲食過量，無法消化掉的食物就會累積在腸道內增生壞菌，產生有毒物質。另外，我們也常在不知不覺間攝取了許多食品添加物、殘留農藥、遭污染的魚貝類，以及自來水、香菸等內含的有害礦物質。

　　各種有害物質與毒素會像污泥一樣，在腸道內不斷累積，使得身體就算攝取再好的營養也無法確實消化、吸收。無法吸收代謝必要的維他命和礦物質，促進脂肪燃燒的酵素活動效率也會跟著變差。最後，燃燒脂肪的機制受阻，身體就容易發胖。

● 錯誤的飲食習慣，讓身體毒素愈積愈多

更可怕的是，腸道內的污穢物質也會被血液吸收，運送到身體各器官，降低肝臟的解毒功能。這麼一來，身體排毒能力變差，代謝力也隨之降低，脂肪就更難被燃燒了。

市售沾醬及調味料、微波食物琳琅滿目，愈來愈多人選擇食用這類食品。但是，這些加工食品卻含有大量化學合成的食品添加物。日常生活中，很難完全禁絕食品添加物、殘留農藥、有害礦物質等有毒成分。**就算每天三餐攝取的毒素微乎其微，但毫無所覺地持續10年、15年後，體內便會充滿毒素，變成無論怎麼努力都不會瘦的「難瘦體質」。**

原因 2 隨便吃、吃不好，脂肪會一直黏著你！

瘦不下來的第二個原因是「營養不足」。身體所需營養素一旦不足，代謝力自然無法提升。持續食用冷凍食品及超商速食等高脂肪且營養失衡的食物，會使提升代謝的必要營養素不足，成為發胖的原因。食物中尤以蔬菜內含的維他命及礦物質最多，能有效幫助身體代謝，只要這些營養素不足，脂肪就無法順利燃燒，多餘的脂肪便會累積在體內。

此外，**要是不吃正餐，或刻意少吃造成營養不良，身體就會誤以為目前處於飢餓狀態而儲存脂肪，使體內脂肪愈來愈多。**營養不足會危害健康，為了自我保護，身體不只不會燃燒脂肪，還會囤積不必要的脂肪。想擁有易瘦體質，首先**必須把腸道清乾淨，確實攝取能讓身體變瘦的營養素。**這是讓身體瘦得健康又漂亮不可或缺的重點，請務必牢記！

充滿宿便毒素 的身體，
永遠瘦不下來！

「難瘦體質」獲得改善後，該怎麼做才能有效率地減重呢？重點就在於「排毒」與「燃燒脂肪」。

Step 1 排毒 想變瘦，先幫身體「排宿便」

我在體重失控的那段期間，到醫院照過腹部X光，發現一個驚人的真相。當時的X光片中顯示腸子被白色蜘蛛巢穴似的物體覆蓋，並隱約可見黑色的影子。其中白色的部分代表超過2公斤的宿便，黑色影子則是氣體。在這種狀況下，腸道機能明顯下降，無法吸收營養素，身體自然不健康。即使攝取了能加速燃脂的營養素，腸道也無法吸收，也就是說，無論做什麼都瘦不下來。自此我便體悟到，減肥時一定要先「淨化腸道」，也就是「排毒」。

清除宿便、愈吃愈瘦的排毒好食物

讓身體排毒最好的方法是，積極攝取能讓腸子製造「好便」的食材，以及具有排毒功效的營養素，如：

❶ 清除宿便▶牛蒡、蓮藕、蘋果、菇類、海藻等食物纖維，能吸附腸內毒素連同糞便一同排出。

❷ 阻絕身體吸收有害物質▶青蔥、洋蔥、韭菜、蒜頭等。

❸ 提升「解毒力」▶花椰菜、高麗菜、白蘿蔔、酪梨等。

❹ 製造「好便」▶水分、優質油等。

排毒食材以「食物纖維」最為重要。它不僅能增加糞便的分量，消除便秘；還可以創造出適合好菌生存的腸道環境。此外，要是體內「活性氧」過多，細胞組織就會受傷、毒素也容易累積。為了抑制活性氧作用，攝取「抗氧化物質」（植化素）也很重要。

根據我的經驗，連續一個禮拜「早餐喝果汁、晚餐喝湯」，就能感覺到體內大部分的老廢物質及毒素都排出了。

Step 2 燃燒脂肪 體溫高，才能瘦得快

消化吸收能力獲得提升後，只要補充可以燃燒脂肪的營養素，就能明顯變瘦。此時可積極攝取下列食物：

❶ **辣椒**▶辣椒素有促進血液流動、使體溫上升的功用。

❷ **蔥類**▶大蒜素能改善血液循環、促使脂肪燃燒。

❸ **生薑**▶薑辣素可使體溫升高、增強代謝力。

人原本就會因進食而體溫升高、增加代謝，這就是所謂的「飲食誘導性熱代謝」。體溫一上升就會增加代謝，營養因此被送到全身細胞，促進脂肪的分解及燃燒。

有段時間我的體質虛寒，進食後體溫幾乎不會上升，因此我便強制攝取燃燒脂肪的食材。每天晚上我都用含有「燃脂成分」的油脂代替調味料烹調蔬菜湯（燃脂油的製作方法請見112頁），身體因此漸漸變溫暖，改善虛寒體質，輕鬆甩掉之前怎樣都減不掉的3公斤體重。

藉由「排毒」改善體內循環，然後再利用助燃脂肪的食材提升「燃脂」效率。就是不讓多餘的脂肪及毒素累積在體內，創造易瘦體質的秘訣。

挑對時間 攝取酵素，脂肪自動消失！

　　酵素分為存在於體內的「潛在酵素」，以及藉由進食攝取的「食物酵素」兩類。潛在酵素因應身體需要，又分為「消化酵素」與「代謝酵素」進行作用。如果吃太多浪費了消化酵素，代謝酵素的作用就會變差，讓代謝停滯。脂肪無法燃燒，人自然容易變胖。所以，我們除了潛在酵素外，還需要藉助「食物酵素」的力量。

● 酵素的活動也有「生理時鐘」

　　食物酵素存在於生鮮食品及發酵食品等，能支援消化酵素，並促進代謝酵素作用。不過，酵素怕熱，食物若加熱至48℃以上，大多數的酵素都會遭到破壞，所以從食物中攝取酵素一定要把握「生食」的原則。以果汁的形式攝取酵素，可以有效率地補給食物酵素，也不會造成消化負擔。

　　在酵素營養學中，根據體內酵素的活動，將一天24小時分為3部分：

❶【排泄時間】—— 早上4點～中午12點

　　此時是「代謝酵素」活動的時段，所以請勿攝取會造成消化負擔的「固體食物」，才能促進排泄。

❷【營養補給及消化時間】—— 中午12點～晚上8點

　　這段期間只要攝取必要的營養，「消化酵素」就會活潑地作用，將吃進體內的營養確實消化掉。

❸【吸收與代謝時間】—— 晚上8點～早上4點

　　此時代謝酵素會進行細胞的修復及新陳代謝，這段時間攝取「容易消化的食物」，可以活化代謝酵素。想要有效率地減重，配合生理時鐘進行飲食是非常重要的。

每個人都在喝神奇蔬果汁
抗老化、助減肥 ，效果驚人！

● 利用「食物酵素」提升代謝力

若不想給消化帶來負擔，「喝新鮮蔬果汁」可說是最好的選擇。另外，蔬菜、水果裡富含促進酵素作用的維他命與礦物質，以及能淨化腸道的食物纖維，含有許多抗氧化物質「植化素」，可以防止老化、促進健康。能一次攝取多種營養成分的蔬果汁，簡直就是專門為了瘦身打造的營養飲品。

● 好消化易吸收，連皮一起打汁營養更多

蔬菜及水果中含有「細胞壁」。由於人體不能分解細胞壁，所以無法充分吸收其中的維他命及礦物質。如果將蔬菜及水果切碎打成果汁，細胞壁遭到破壞後，人體能吸收的營養素就會大為提升。另外，植化素等營養大多存於蔬果的表皮和莖部，所以連皮一起打成果汁，可以吸收到更多營養。

● 血糖不會急遽上升，不易發胖

人體進食後血糖值如果急遽上升，會促使身體分泌大量胰島素，讓脂肪細胞因此吸收較多的糖分，人就會變胖。而蔬果汁豐富的食物纖維則能緩和血糖上升，預防脂肪囤積。

● 早上的活力泉源，一杯果汁就搞定

早上只要喝富含酵素及食物纖維的果汁，就能在清掃腸道的同時促進排泄。而且水果的果糖含有大腦活動所需營養，因此早上的活動能量，只要一杯果汁就能確實補充了。

早上喝果汁 vs. 晚上喝蔬菜湯
讓你 瘦更快 的秘訣

● 改善「萬年便秘」，排出毒素

原本該排出體外的糞便一旦堆積在腸道內，在腸道產生有毒物質，被人體吸收後就會使代謝力下降，形成肥胖並造成身體不適。晚上喝含有大量食物纖維的蔬菜湯，能刺激腸道蠕動，改善便秘。只要腸道乾淨了，血液也會跟著淨化，進而活化全身細胞，身體代謝力就會愈來愈高。

● 「晚餐吃什麼」是決定瘦身成敗的關鍵

晚上身體消耗的熱量變少，是最容易囤積脂肪的時段。所以「能否確實控制晚餐攝取的食物」就成為減重成敗的關鍵。此時要避免攝取需長時間消化的碳水化合物及蛋白質，由大量蔬菜熬煮而成的蔬菜湯，無疑是晚餐的最佳選擇。蔬菜湯不但卡路里低，而且又容易消化吸收，還能完整攝取溶在湯裡的營養素，輕鬆提升代謝力，使脂肪更容易燃燒。

辣椒及蒜頭、青蔥、洋蔥等食物，有燃燒脂肪的功用，是減重者應該積極攝取的食材。但早上喝果汁較難加入此類食材，所以可以在晚上煮蔬菜湯時，使用這些食材烹煮。

● 簡單料理、大大飽足感，初學者也能輕鬆上手

晚餐的蔬菜湯可以一次大量製作、保存起來，加熱即可食用。即使是忙碌的夜晚也能輕鬆享用，相當適合減肥總是無法持久的人。正在減肥的人，享用大量配料的蔬菜湯，也能讓精神得到滿足，防止因壓力暴飲暴食，導致減肥失敗。

把最難瘦的地方瘦下來！
野菜+水果=最有效的 燃脂機

◎ 配合「生理時鐘」進食，可快速看到成效

早餐喝含有大量酵素及食物纖維的果汁，以及晚餐吃富含蔬菜營養的蔬菜湯，不但配合身體生理時鐘的代謝作用，也是「最容易看到減肥效果」的飲食方法。

如果想吃其他喜歡的食物，只要在「營養補給及消化時間」──中午到晚上8點前吃完，就不會妨礙到減肥的代謝活動。遵循用餐時間來控制食物內容，是減肥的第一步。

根據研究顯示，為了促進身體健康，每人每天最好攝取350克蔬菜及200克水果。不過每天都要攝取大量蔬果，對於忙碌的現代人來說相當困難。因此早餐喝果汁、晚上喝湯就能輕鬆攝取大量蔬果，也能充分補充營養素，健康瘦身。

◎ 雙管齊下，全面吸收蔬果營養

想要瘦得漂亮，均衡攝取生食及熟食也是相當重要的。只吃生食或只吃熟食，攝取的營養素不夠全面，會使代謝力無法順利提升。像是水溶性維他命的維他命B群、維他命C與酵素等成分怕熱，一經加熱營養就會減少；耐熱的脂溶性維他命A、E、K，則是跟油脂一起攝取吸收率較高。

總之，早餐喝果汁可以攝取到「怕熱蔬果」的營養素，晚餐喝湯則能補充到「耐熱蔬菜」的養分，如此雙重效果能幫助身體補充減肥所需的營養素。

生食跟熟食的理想比例是1比1。

早上喝果汁X晚上喝湯 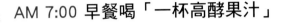 一日飲食攻略

首先以持續一個禮拜為目標。連續一週飲用，可以排出體內沉積已久的毒素，為減肥做好事前準備。當一個禮拜的目標達成後，相信連續2個禮拜、3個禮拜飲用也絕非難事。

AM 7:00 早餐喝「一杯高酵果汁」

早上醒來後，身體呈現缺水的狀態，首先要補充一杯常溫水，促進血液循環。早餐果汁基本上以一杯200～300ml為主，不過想多喝也可以。如果光喝果汁還是覺得不滿足，可以吃點水果或糙米飯糰。但要注意，若喝完果汁馬上吃東西的話，果糖會在腸道內發酵妨礙消化，因此建議喝完果汁30分鐘後再吃其他東西，讓果汁先通過胃部。

AM 10:00 可吃「一點點」零食止飢

若在吃午餐前肚子餓，建議吃些有咀嚼感的堅果或昆布等點心，請不要吃需較長時間消化的食物。要是午餐進食的量變少，晚餐反而會吃得過多，因而陷入不斷吃零食的惡性循環中。

PM 12:00 吃午餐，自由選擇「喜愛食物」

中午是消化酵素活躍的時段，可以自由食用自己喜歡吃的食物。務必要禁絕高脂肪、高蛋白食物，或是用劣質油烹煮的炸物及炒物。建議選擇富含食物酵素的生鮮食物及發酵食品、容易消化的日式餐點等，可以均衡地攝取到各種食材。

PM 3:00 下午茶，別怕吃「甜點」！

下午要是肚子有點餓，可以吃些營養豐富的水果乾或堅果類、豆漿等。無論如何都想吃甜食的話，就放膽吃吧。讓精神得到滿足，減肥也容易持續下去。低卡路里的洋菜條或洋菜凍也是不錯的選擇。

PM 7:00 晚餐喝一碗「配料豐富」的蔬菜湯

蔬菜湯一碗以300～400ml為基本量，如果想喝到飽也可以。晚上只喝蔬菜湯還是肚子餓的話，可以再吃生菜沙拉或發酵食品（納豆、泡菜等），或在湯中加入豆腐或蒟蒻增加分量，也可搭配營養的糙米飯。

晚上用餐時間「不要晚於8點」，超出生理時鐘「營養補給及消化時間」。如果之後要進食，建議減少分量或選擇口味清淡的蔬菜湯等，攝取不會對消化器官造成負擔的食物。

AM 12:00 優質睡眠還能「增加體內酵素」

無論如何，請在晚上12點前就寢，因為優質睡眠會增加體內酵素含量。而且晚上10點到凌晨2點，人體會分泌延緩老化、促進代謝的生長荷爾蒙，所以減肥期間請養成晚上12點前睡覺的習慣。

「早上喝果汁╳晚上喝湯」還是吃不飽，怎麼辦？

實行「早餐喝果汁、晚餐喝湯」的生活，若覺得進食分量不夠，還是會肚子餓的時候，千萬不要忍著不吃其他東西，只要選對食物，反而能提升減肥效果。

打果汁時可以用「氣泡水」代替開水，有消除煩躁情緒的效果。使用「豆漿」代替開水，則能提升脂肪燃燒力，也較有飽足感。如果想要有吃東西的口感時，建議可以吃點生菜沙拉，或是喝以「蔬菜」為主的果汁，搭配一盤切片水果。

晚上不妨吃點富含食物纖維又能改善排便的糙米飯。平時也可以常買南瓜、白蘿蔔、胡蘿蔔等根莖類蔬菜，以及低卡路里的蒟蒻、具排毒效果的菇類、羊栖菜、昆布等海藻類食材，方便隨時加入蔬菜湯中增加口感。食材可先用微波爐加熱後，再加到蔬菜湯中，這樣既不會損害湯的味道，也能輕鬆增加分量。

搭配果汁一起吃！

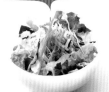

生菜沙拉
含有豐富的酵素及抗氧化物質。沾醬記得用檸檬、橄欖油、鹽等調製，不要添加化學調味料。

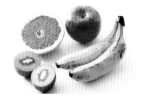

新鮮水果
奇異果、鳳梨、香蕉含有大量酵素、蘋果的營養均衡。也可選擇營養價值高的當季新鮮水果。

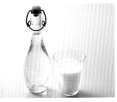

豆漿、氣泡水
豆漿能避免脂肪堆積、抗氧化。氣泡水則能消除空腹感、促進血液循環。

加在蔬菜湯裡！

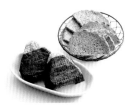

糙米雜糧、裸麥麵包
未精製的穀物保有多種維他命跟礦物質，還有豐富的食物纖維能防止血糖急遽上升。幫助身體排毒的效果也很好。

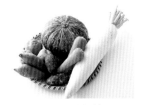

根莖類蔬菜
主要成分是醣分，可成為能量來源。除了營養價值高，有讓身體變暖的作用外，還有豐富的食物纖維，能抑制醣分及脂肪的吸收。

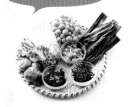

菇類、海藻類
可增加飽足感。熱量低又富含代謝不可或缺的維他命及礦物質。也有能將老廢物質排出體外的食物纖維、促進水分代謝的鉀。

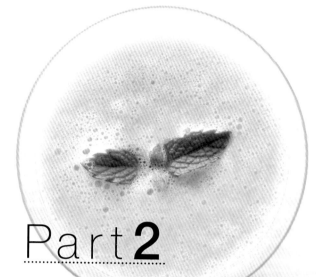

Part **2**

早上喝「鮮果汁」× 晚上喝「排毒湯」
零壓力減重生活開始！

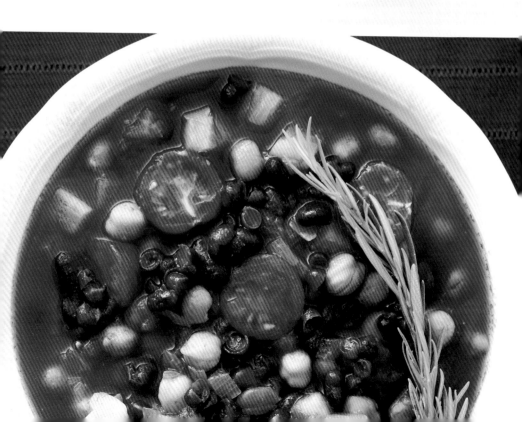

掌握「早上喝果汁×晚上喝湯」的 5大重點

減肥時，「持之以恆」絕對比什麼都重要。只要把握5大生活重點，就能把「早上喝果汁×晚上喝湯」當做生活的一部分，輕鬆持續下去！

Point1 就從早餐「一杯果汁」、晚餐「一碗湯」作為瘦子生活的開端吧！

早上喝一杯200～300ml的蔬果汁，晚上喝一碗300～400ml的蔬菜湯，兩者盡情喝到飽也無妨。

早上起床後，先喝一杯常溫的白開水促進血液循環，接著打製果汁、仔細咀嚼飲下後，不但會產生飽足感，蔬果酵素也能促進消化、代謝。

晚上的湯品，至少要在睡前3小時食用。晚上吃太多東西，身體會無法消耗攝取的熱量，還容易囤積脂肪。

Point2 早晨的瘦身果汁，要「馬上」飲用

現打果汁的「鮮度」相當重要。果汁打好後，裡頭的酵素跟維他命C等營養素會隨著時間流逝而減少，果汁的味道也會改變，甚至會產生變色或分離的情況。所以一定要在營養素尚未流失前，趁新鮮飲用果汁。

如果早上沒時間打果汁，只要在前一晚將蔬菜和水果切好備用，隔天花2分鐘就能完成一杯新鮮果汁了。為了不讓事先切好的食材氧化，建議可以加些檸檬汁在表面。雖然這麼做多少會降低果汁的營養成分，但能維持「每天喝果汁」的習慣比什麼都重要。

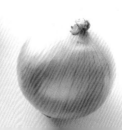

食譜為參考用，
DIY研發美味果汁也是一種樂趣

　　蔬菜、水果依季節跟種類味道會有所不同。若覺得蔬果打出來的果汁不夠甜，不妨加入蘋果、香蕉或是蜂蜜、oligo寡糖等。如果苦味太重，可以加入豆漿或優格緩和。

　　果汁太過黏稠時，可以加入開水、其他果汁或豆漿調和。假使想要清爽的口感，打果汁時可以用氣泡水代替開水。不喜歡蔬果青澀味的人，加入些許檸檬汁即可。剛開始學著打果汁可以先參考食譜，之後就能慢慢調配出自己喜歡的口味，享受每天打果汁的樂趣，這樣自然而然會想持續喝果汁。

可先從「早餐吃水果」開始，
重點是「不要有壓力」

　　減肥最忌壓力。如果忍耐或努力過頭，情緒或身體的反彈會成為復胖的主因。假設懶得剝除柑橘類的果皮，也可以用市售100%的果汁代替。早上起床後懶得打果汁，那天就先休息，改吃只要剝皮就可食用的香蕉、橘子，或是吃可以久放的水果、連皮都能吃的蘋果等，如此也能得到近似喝果汁的效果。在實行每天喝果汁的生活前，從「每天早上都吃水果」開始也不錯。

晚餐喝湯，省時又有飽足感，
最適合減肥新手！

　　減肥新手平常一定很少下廚。所以一開始不妨先從簡單的湯品或味噌湯著手，添加大量蔬菜配料。事先將大量的蔬菜煮湯備用也是一個節省時間好方法。把「多餐分量」的食材一起煮好，冷藏保存，之後只需加熱就能食用，相當方便。此外，加入南瓜、菠菜、根莖類蔬菜等食材，可以輕鬆增加湯品分量或調整配料多寡，增加食用的口感，讓人百吃不膩、絕對不會感到厭倦。

早餐 vs. 晚餐，減肥食材 大推薦！
愈吃愈瘦、排毒燃脂一次到位！

要瘦得漂亮就得創造代謝良好的體質。接下來要介紹許多具有「排毒」和「燃燒脂肪」效果，又能提高能量代謝的食材。

排毒

蘋果
蘋果多酚能除去活性氧，防止內臟脂肪囤積。還含有能排出有害物質的槲黃素。

酪梨
內含脂質能對膽汁酸產生作用，抑制膽固醇吸收，並能將多餘的膽固醇排出體外。

奇異果
含有豐富酵素可以提高代謝力，食物纖維則能改善排便。維他命 B_1、B_2 能促進糖分跟脂肪的代謝。

鳳梨、香蕉
鳳梨酵素可以促進蛋白質消化，香蕉則含有豐富的鉀及食物纖維，能幫助身體排出鹽分及毒素。

綠花椰菜
含蘿蔔硫素能活化體內解毒酵素，提高肝臟的解毒力，並排出致癌物質。

白蘿蔔
含辛辣成分的「異硫氰酸鹽」，可以強化肝臟解毒力，並具有強大的抗氧化效果，能除去活性氧，提升身體代謝力。

燃燒脂肪

蕃茄
活化燃燒脂肪的遺傳因子，減少中性脂肪。茄紅素可以抗氧化，抑制有害的活性氧活動。

紅椒
「辣椒素」能促進脂肪燃燒，還具有強力抗氧化作用，能讓身體排出多餘的膽固醇。

葡萄柚
內含香味成分「檸烯」，能活化交感神經作用，促進燃燒脂肪。另含鉀可促進水分代謝。

葡萄
果皮含白藜蘆醇能活化長壽遺傳因子（長壽蛋白），促進脂肪燃燒。另含花青素可防止老化。

覆盆子
含有香味成分的「烯酮素」能使脂肪跟「解脂酶」（脂肪分解酵素）結合，促使脂肪加速燃燒。

排毒

 ### 胡蘿蔔

含豐富食物纖維能促進排便，排出膽固醇及毒素，並含有大量抗氧化的β-胡蘿蔔素。

 ### 牛蒡

食物纖維能吸附有害物質，讓其與糞便一同排出。還能消除便秘，創造適合好菌生長的腸道環境。

 ### 高麗菜

內含異硫氰酸酯能提高肝臟的「解毒力」。吲哚化合物則有預防脂肪肝的功效。

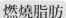 ### 大豆

抗氧化的大豆皂苷能抑制「過氧化脂質」增加，並使其代謝；還能抑制膽固醇的吸收並分解之。

 ### 菠菜

內含β-胡蘿蔔素可以抑制活性氧作用，阻絕戴奧辛的吸收。膽鹼成分則能促進肝臟的脂肪代謝。

 ### 菇類

含聚葡萄糖能促進排便，排出體內有害物質。維他命B群能促進糖分及脂質的代謝。

燃燒脂肪

有＊記號的食材其「排毒」與「燃燒脂肪」的效果都相當突出。

 ### 洋蔥＊

含山奈酚能活化粒線體的活動，促進脂肪燃燒。槲黃素則可以促使脂肪排出。

 ### 青蔥＊

內含「大蒜素」（二烯丙基硫化物的一種），有助於維他命B₁吸收，促進血液循環、提高能量代謝。

 ### 大蒜＊

含增精素能使新陳代謝變活潑，防止脂肪囤積。而硒則有解毒作用，可以排解有毒物質。

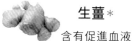 ### 生薑＊

含有促進血液循環的薑辣素及薑烯酚，能活化代謝力，促進脂肪燃燒。抗氧化力也很強。

 ### 紅辣椒

辣椒素能活化脂肪分解酵素「解脂酶」，加速脂肪分解。

 ### 綠茶、烏龍茶

綠茶的兒茶素可以促進肝臟燃燒脂肪。烏龍茶多酚則能阻礙脂肪形成。

迷迭香

含色素系植化素「二萜」能促進脂肪燃燒。其香味還可以活化大腦，使注意力集中。

「減肥早餐果汁」這樣做最美味！

鮮果汁的作法非常簡單。將水果切塊後用調理機攪碎，3分鐘就能完成一杯好喝的果汁了。以下將介紹基本的作法以及打製美味果汁的關鍵。

基本作法

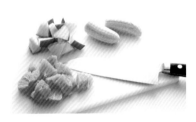

1 將蔬菜及水果切塊，放進調理機

仔細清洗蔬果後，將其切成一口大小（約2立方公分）。若調理機馬力較小、蔬果較硬，只要把蔬果切得再小一點，就能在短時間內打出綿密的果汁。葉菜類蔬果用手折斷即可。

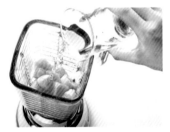

2 加開水，按下開關

將蔬果放進調理機後加入開水，蓋上蓋子、按下開關。想喝口感清爽的果汁，水就加多一點。想讓果汁有奶昔般的濃稠口感，則可少放一點水。

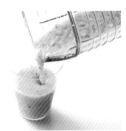

3 試過味道後就完成了

打製完成後，用湯匙舀一口試味道。如果甜度不夠可以加蜂蜜調味，如果有腥臭味就加入檸檬汁，水分不足便加開水。

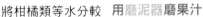

用榨汁機擠果汁 將柑橘類等水分較多的水果對切後，將果肉壓在榨汁機的上半部，手抓著水果用力扭轉，接著取出果汁中的種子即完成。

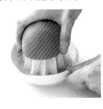

用磨泥器磨果汁 番茄、白蘿蔔、蘋果及生薑等不具黏性或用量少的蔬果，用磨泥器取用可以保留食物纖維及口感，味道也會比較濃郁。

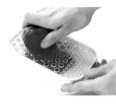

好喝、不怕胖！減肥早餐果汁的製作重點

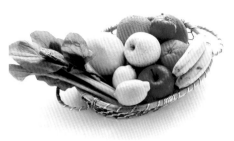

選擇新鮮食材、當季蔬果

現打果汁是直接品嚐食材本身味道的飲品。所以強烈建議選擇美味營養的新鮮食材，或用當季蔬果製作果汁。這些食材原本的味道就相當濃郁，能打出味道香甜的美味果汁。而且當季蔬果價格較低，也是優點之一。

仔細清洗，「連皮」一起打汁

蔬果榨汁前一定要用水仔細洗淨髒污，或選擇不使用農藥的食材連皮一起使用，才能完整攝取營養。蘋果、葡萄、金桔、無花果、生薑、白蘿蔔、蕪菁、番茄、胡蘿蔔等，建議可以連表皮一起打成果汁。

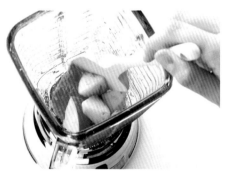

先放軟食材，讓機器順利運轉

為了讓調理機的刀片運轉順利，要先放入較軟的食材。如果調理機出現空轉，就關掉電源，先用調理棒或筷子將食材往下輕壓，然後再開啟開關讓調理機運轉。

自己決定想要的「果汁口感」

打果汁需要多久時間，依調理機馬力不同而有所出入。如果想享受蔬果的口感，從調理機側面能看到小顆粒時，就是關機的好時機。要是想品嚐果汁綿密的口感，可以讓調理機運轉久一點。

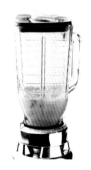

百喝不膩！「激瘦蔬菜湯」輕鬆上桌！

只要選擇好喝的湯底，並學會引出食材鮮味的方法，就能輕鬆做出美味的蔬菜湯。以下將介紹製作美味蔬菜湯的好幫手。

基本材料

蔬菜　不再另加魚、肉

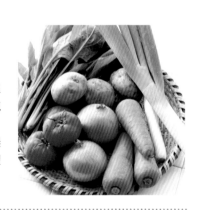

瘦身蔬菜湯不加肉類或魚類，而是以蔬菜為主要材料。蔬菜含有維他命、礦物質、植化素等，充滿能成為「減肥助力」的豐富營養素。

依照本書的食譜製作，光靠蔬菜就能料理出濃郁且分量十足的湯品，而且熱量低、嚐起來口感豐富，不會有「吃不飽」的問題。

◀石垣之鹽

海之精粗鹽▶

鹽　減肥蔬菜湯好喝的關鍵

鹽不僅是決定味道的關鍵，也能利用其脫水作用，引出食材的水分及鮮度。可以在蔬菜湯快煮好前加入少許的鹽。如果想在開火煮湯前加鹽，只要用少量的鹽撒滿食材就能達到調味效果。

擔心鹽可能對身體產生負擔的人，建議可使用富含礦物質的「海鹽」，不但含有鉀也具有排出鈉（鹽分）的作用，效果等同「減鹽」。

油　優質油品對減肥大有幫助

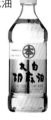

▶太白胡麻油

食用油建議選擇含不飽和脂肪酸的「植物油」。芝麻油、特級初榨橄欖油的膽固醇低，且有抗氧化、防止老化的效果，對人體好處多多。

不少人認為「油」是減肥大敵，但適度攝取優質油品，可以轉換成能量來源，也能改善肌膚乾燥及便秘等問題。利用太白胡麻油，加入大蒜、生薑及青蔥能製成「瘦身燃脂油」，作為蔬菜湯濃郁的湯頭，即能瘦身又兼顧美味。（參112頁）

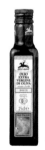

◀alce nero特級鮮榨橄欖油

高湯 湯品「味道不足」時可添加

煮湯盡量不要用市售的高湯粉,請使用以昆布及蔬菜等天然食材熬製的高湯。如果時間充裕,用天然食材熬製高湯,可以吸收到更多維他命、礦物質等營養,做出有益健康的「無添加高湯」。(參118〜119頁)

不過,每天熬高湯會非常辛苦,而減肥要成功最重要的就是「持續」,所以本書的食譜為了讓讀者「輕鬆完成且容易持續下去」,會權宜使用市售的高湯粉。(可至台灣各超市選購)

西式高湯

蔬菜高湯

適合清淡、需要添加其他調味料的湯品

▶ 洋風湯之素/野菜的賜予

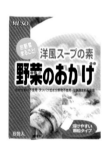

清湯之素

適合味道濃郁、需要燉煮的湯品

▶ 美極/無添加化學調味料清湯

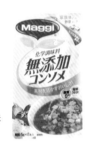

和風高湯

鰹魚・昆布高湯

適合醬油、味噌口味的湯品

▶ 高湯亭屋/鰹魚高湯

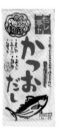

昆布高湯

適合鹽味跟含魚貝類的湯品

▶ 無添加高湯粉(昆布)

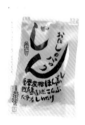

中華風高湯

雞骨湯之素

適合微辣的韓式湯品

▶ 無添加化學調味料的雞骨高湯(顆粒)

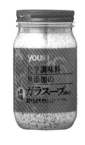

扇貝湯之素

適合清爽口味、蔬菜類的湯品

▶ 無添加化學調味料的貝柱高湯(顆粒)

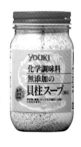

「水炒法」做出美味加倍的減肥湯！

利用「水炒法」能輕鬆煮出美味的湯品。只要用少量的鹽、油、水，就能一口氣引出食物的鮮美滋味，不需要長時間的燉煮。鹽的脫水作用能引出蔬菜的美味與水分，油則能保持鍋中高溫，水在變成蒸氣後能徹底讓食材變熟。

準備鍋具

較厚的鍋子或平底鍋＊
和鍋子或平底鍋密合的「鍋蓋」＊＊

基本食材

喜歡吃的蔬菜……200g
鹽……一小撮
水或高湯……3大匙
油……2小匙＊＊＊
高湯……1¹/₂ 杯

＊使用較厚的鍋子或平底鍋，傳熱較慢、煮出來的食物才會好吃。
＊＊為了不讓蒸氣散失、可以確實蒸熟食物，必須使用與鍋子密合的鍋蓋。
＊＊＊本書食譜皆使用會讓食物味道更濃郁，且有燃脂效果的油品（參112頁）。

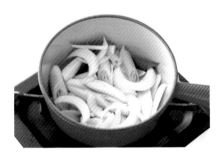

1 將蔬菜放進鍋中

把蔬菜切成一口大小後，平鋪在鍋中，避免重疊。要是數量較多，平放在鍋中即可。

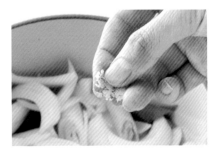

2 撒上鹽巴

將鹽平均撒在全部食材上，使鹽滲進食材中。接著用筷子輕輕攪拌。

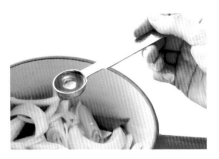

3 加油

將油淋在鍋子中央。如果是用「燃脂油」，則舀起燃脂油的內容物跟油各半，加入鍋中。

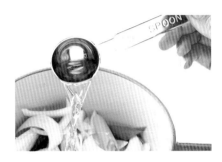

4 加水

將水或高湯倒進鍋子。軟的蔬菜加入2大匙水，根莖類等較硬的蔬菜則加3大匙水。

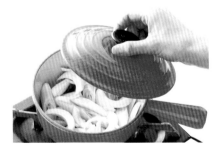

5 蓋上鍋蓋蒸熟

蓋上和鍋子密合的鍋蓋後，以大火加熱（鍋子較薄則開中火）。加熱時間依步驟4添加的水調整，1大匙水加熱1分鐘，3大匙的水就加熱3分鐘。

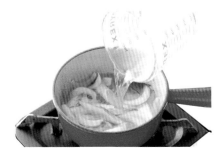

6 加入高湯燉煮

倒入喜歡的高湯燉煮，讓食材溶出的鮮美滋味和水分融合。試過味道後，再加入鹽、胡椒等調味。由於湯要連同食材一起食用，所以調味時鹽要少一點，味道才會剛好。

早餐燃脂果汁 Best6

接下來介紹6道對減肥最有效的早餐果汁。這6種果汁是分別從排毒、燃燒脂肪及提升代謝力的類別中挑選出來，可當成每天必喝的早餐果汁，能有效改善生理機能，使身體轉變為易瘦體質！

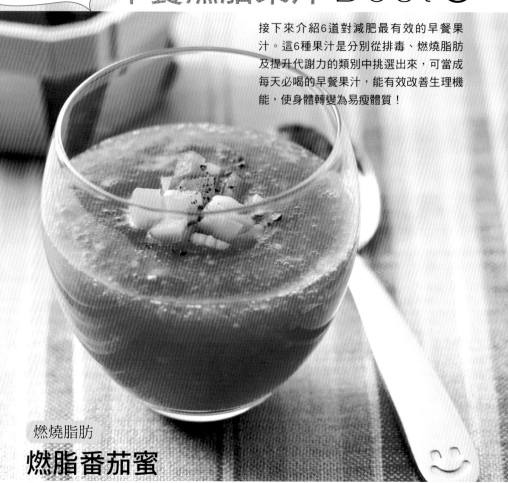

燃燒脂肪

燃脂番茄蜜

利用黑醋及番茄燃燒脂肪，甜甜酸酸的番茄汁。
維他命豐富且色彩鮮豔的蔬果讓身心活力十足。

材料
番茄……1個（140g）
芹菜……10g
黃甜椒……20g
黑醋……2小匙
依個人喜好添加黑胡椒……少許

作法
1 將番茄連皮用榨汁機榨汁。芹菜、甜椒則切碎備用。

2 將1放進杯子，並加入黑醋、鹽、黑胡椒後，仔細攪拌調和味道。

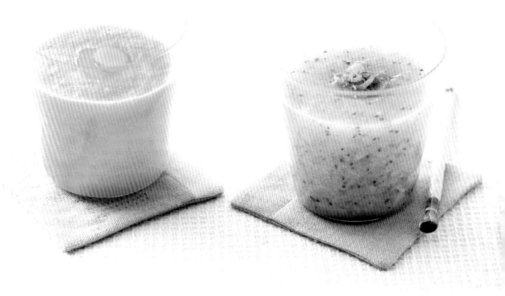

生薑柳橙汁

微辣的柑橘綜合果汁。生薑的薑辣
素及薑烯酚能促進腎上腺素分泌，
提升代謝力。

材料

柳橙……1個（100g）
葡萄柚（白肉）……1/2 個（100g）
生薑……1/2 片（5g）

作法

1 將柳橙和葡萄柚去皮，果肉切成一
　口大小。
2 將所有食材放進調理機後打成滑順
　的液狀即完成。

奇異果點綴青紫蘇

奇異果的水溶性食物纖維、果膠，能
結合有毒物質排出體外。青紫蘇有高
度抗氧化的效果。

材料

奇異果……1個（100g）
青紫蘇……3片
水……100ml
蜂蜜……1～2小匙

作法

1 將奇異果對半切開，用湯匙挖出果肉。
　青紫蘇則撕成一口大小。
2 將所有食材都放進調理機中，攪拌至變
　成濃稠的液狀。

清爽白蘿蔔蜜飲

利用能強化肝臟解毒功能的白蘿蔔
和能消除疲勞的醋，達到體內淨化
的效果。

材料

白蘿蔔……100g
水……100ml
蘋果醋……1大匙
蜂蜜……1大匙

作法

1　將白蘿蔔削皮切成一口大小，連同水
　　放進調理機中，攪拌成清爽的液狀。
2　在杯子裡加入蘋果醋、蜂蜜，將1倒入
　　杯子攪拌均勻。

優格風味雙葡汁

葡萄的色素成分白藜蘆醇能活化長壽
遺傳因子（長壽蛋白）。此外還有燃
燒多餘脂肪，提高基礎代謝的功效。

材料

紅葡萄……8粒（80g）
葡萄柚（白肉）……1/2 個（100g）
原味優格……2大匙

作法

1 將葡萄柚削皮，紅葡萄去籽，各自切
　成一口大小。
2 將1放進調理機打成滑順的液狀後，倒
　進裝了優格的杯子。

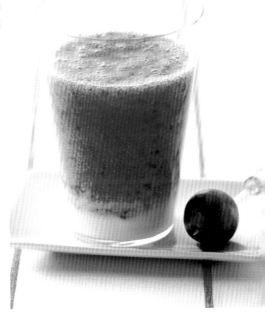

美肌芝麻香蕉豆漿

利用香蕉跟豆漿提升代謝能力，創造易
瘦體質！黑芝麻的美肌效果也很讓人期
待，喝起來味道濃郁、營養滿分。

材料

香蕉……1根（100g）
磨碎的黑芝麻……2小匙
無糖豆漿……100ml

作法

1 將香蕉剝皮，切成一口大小。
2 將所有的食材放進調理機中，攪拌成
　濃稠的液狀。

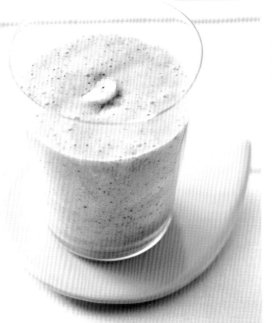

晚餐蔬菜湯 Best 6

嚴選6道減肥效果極佳的晚餐湯品！不但作法簡單又美味，還有令人滿足的飽腹感。這些推薦湯品以蔬菜為主，不但好消化卡路里也低，讓你越吃越瘦。

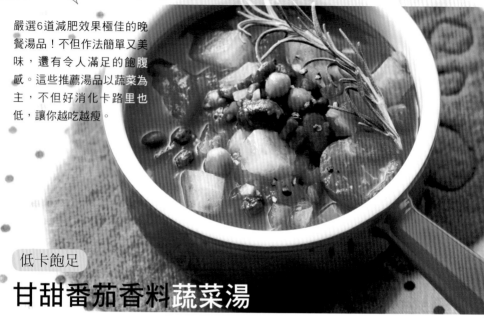

低卡飽足

甘甜番茄香料蔬菜湯

豆類、番茄、辣椒、迷迭香的組合充滿自然甘甜滋味！一邊吃、一邊燃燒脂肪！

材料

紅豆（冷凍包）……½包（30g）

白蘿蔔（切小丁）……100g

洋蔥（切成粗條狀）……⅔個

綜合豆（冷凍包）……1包（50g）

小番茄（對半切）……3個

〈高湯〉

　蔬菜湯之素……1小匙

　水……300ml

　水煮番茄罐頭（略壓碎）……⅓罐（140g）

　紅辣椒（切小片）……½條

A │ 大蒜油（參112頁）……2小匙＊

　│ 鹽……1小撮

　│ 水……3大匙

鹽、黑胡椒……各少許

迷迭香……1枝

＊可用大蒜泥1小匙＋2小匙芝麻油替代。

作法

1 將洋蔥、白蘿蔔、A放進鍋中，蓋上鍋蓋轉大火，以水炒法加熱3分鐘。

2 將綜合豆、〈高湯〉加入1中，蓋上鍋蓋用小火燉煮8分鐘。

3 將紅豆、小番茄加入2中，煮至小番茄的皮變軟後關火。接著加入鹽、胡椒調味並加入迷迭香，蓋上鍋蓋稍微蒸一下讓香味沾染在食材上。

◎若在意湯的酸味，可加入一些糖調和。

◎用剩的水煮番茄罐頭可倒至其他容器冷凍保存，等下次煮湯或燉東西時再利用。

◎若不喜歡迷迭香的味道可以不加，但加了燃燒脂肪的效果較好。

材料

泡菜（切成一口大小）……80g
韭菜（切成4公分長）……4根
青蔥（斜切成4公分長）……½根
豆腐（切成一口大小）……¼塊
A 　大蒜油（參112頁）……2小匙＊
　　鹽……1小撮
　　水……3大匙
〈高湯〉
　　扇貝之素……1小匙
　　水……300ml
　　酒……1大匙
　　醬油……½大匙
　　韓國辣醬……1小匙
〈裝飾用〉
　　韭菜、辣椒絲、白芝麻……各少許
＊可用大蒜泥1小匙＋2小匙芝麻油替代。

作法

1 將青蔥、泡菜、A放進鍋中，蓋上鍋蓋開大火水炒3分鐘。

2 將〈高湯〉加入1中，蓋上鍋蓋以稍大的小火燉煮4分鐘。加入豆腐與韭菜，等豆腐變軟晃動後關火。將食材裝在湯碗中，再以韭菜、辣椒絲、白芝麻裝飾。

脂肪燃燒

低卡消脂韓式鍋

辛辣又美味的韓風火鍋。韭菜＆大蒜的大蒜素能提高脂肪的代謝力，辣椒內含的辣椒素能燃燒脂肪！

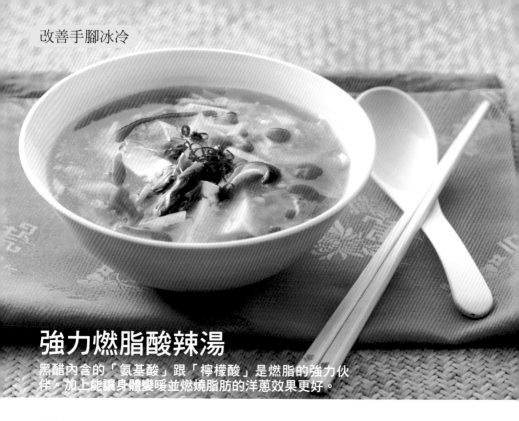

強力燃脂酸辣湯

黑醋內含的「氨基酸」跟「檸檬酸」是燃脂的強力伙伴。加上能讓身體變暖並燃燒脂肪的洋蔥效果更好。

材料

竹筍（水煮、切絲）……1/8 個

洋蔥（切薄片）……1/4 個

鮮香菇（切絲）……2朵

油菜（大致切過）……1株

豆腐（切絲）……1/4 塊

乾燥豆皮……3g

A │ 大蒜油（參112頁）……2小匙 ＊
　 │ 鹽……1小撮
　 │ 水……3大匙

〈高湯〉

　 雞骨湯之素……2小匙

　 水……400ml

B │ 黑醋、醬油……各1/2 大匙
　 │ 砂糖……1/2 小匙

太白粉水……太白粉 1/2 大匙＋水 1/2 大匙

辣油……1小匙

紅辣椒（切小片）……少許

＊可用大蒜泥1小匙＋2小匙芝麻油替代。

作法

1 將洋蔥、竹筍、鮮香菇、A放進鍋中，蓋上鍋蓋後轉大火水炒3分鐘。

2 將〈高湯〉加入1中，煮開後加入油菜、豆腐、豆皮，等油菜熟透後加入B調味並關火。

3 將太白粉水倒進2中，以木杓等器具仔細混合邊開大火加熱。等鍋子周圍出現濃稠感後，輕輕攪拌全體食材，加熱1分30秒後關火。裝盤後滴上辣油，並放上辣椒絲裝飾。

◎太白粉水加熱過久反而會變水水的，所以要適度掌控時間。

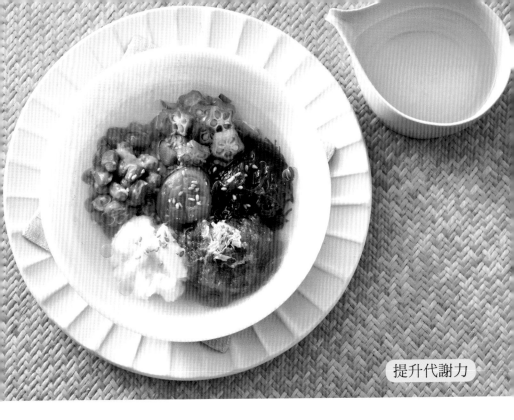

高酵五蔬冷荽汁

黏性十足的蔬菜混合湯品。藉由含有大量酵素的秋葵、山芋、
生褐藻，以及發酵食品納豆的相乘作用，提升代謝力。

材料

秋葵（切小塊）……1條

山芋……3cm（50g）

生褐藻（若有調味先用水洗淨）……60g

納豆……1/2 包

醋漬昆布……3g

梅乾……1個

芝麻油……1/2 小匙

醬油……1小匙

鰹魚與昆布高湯……200ml＊

炒白芝麻……少許

＊可用和風高湯之素（鰹魚、昆布）1/3 小匙
＋熱水200ml代替。

準備工作

先將鰹魚和昆布的高湯放涼備用。

作法

1 將山芋削皮後放進塑膠袋中，用桿麵
棒或玻璃瓶罐輕敲至外觀碎裂。

2 將1、秋葵、生褐藻、納豆、醋漬昆
布、梅乾放在碗中，再淋上芝麻油、
醬油。接著倒進高湯，撒上芝麻，仔
細攪拌後即可食用。

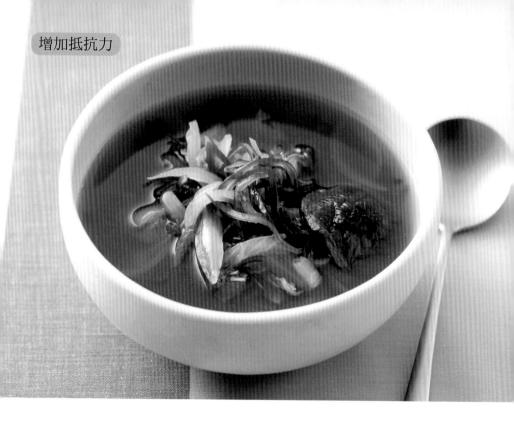

速效排毒香菇湯

濃縮香菇與洋蔥精華的美味湯品！洋蔥內含的二烯丙基
硫化物可以解毒，香菇的食物纖維能排出有害物質。

材料

洋蔥（切薄片）……1個
乾香菇……2朵
昆布絲（乾燥）……5g
生薑、大蒜（磨泥）……各1/2 瓣
〈高湯〉
　清湯之素……2小匙
　水……400ml
　鰹魚露（3倍濃縮）……1大匙
　鹽、胡椒……各少許

作法

將所有食材放進鍋中，蓋上鍋蓋轉小火燉
煮20分鐘至食材變軟。

◎乾香菇如果太大，可以取出切至容易食用
　的大小再放回鍋中。
◎將洋蔥的皮放進滷包袋一起煮，能更加提
　升排毒效果。燉煮完成後再連同袋子一起
　拿掉即可。

材料

山芋（切成小丁）……50g

喜歡的菇類（紫蘑菇、朴蕈等）……50g

青蔥（切小片）……1/3 根

豆腐（用手掰成一口大小）……1/2 塊

生薑（切碎）……1/2 瓣（5g）

豆瓣醬……1/4 小匙（可不加）

〈高湯〉 ＊

　昆布（長寬5公分）……1片

　乾香菇……1朵

　水……300ml

　味噌……1大匙

磨碎的黑芝麻……1大匙（裝飾用）

白髮蔥、生薑（切絲）……各少許

＊可用和風高湯之素（昆布）1/2 小匙＋乾香菇1
朵＋水300ml代替。

作法

1　除去菇類（朴蕈除外）的蒂頭，分成
　容易食用的大小。

2　將〈高湯〉放進鍋中，以小火煮10分
　鐘，等到昆布角落冒出泡泡後，取出
　昆布。加入1和朴蕈、山芋、青蔥、生
　薑、豆瓣醬後，蓋上鍋蓋，以較大的
　小火燉煮4分鐘左右。

3　等菇類熟了，湯也變稠後，加入豆腐
　稍微煮一下，再加入磨過的黑芝麻，
　然後溶解味噌調味。倒入碗中，擺上
　白髮蔥、薑絲裝飾。

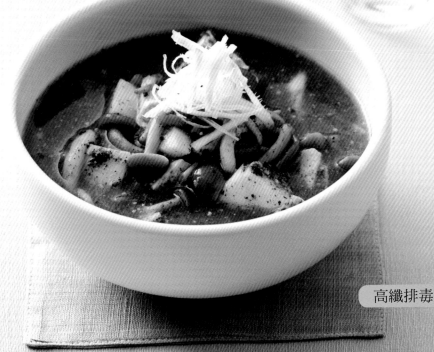

高纖排毒

山芋蘑菇利休湯

黑芝麻味噌湯。再加上青蔥的二烯丙基硫化物及硒、香菇
醣物纖維等，富多排毒食材的相乘作用，對身體好處多多。

超推薦！減肥中必備「9大低卡零嘴」

只要選對食物，減肥照樣可以吃點心。吃零嘴不僅能讓精神滿足，產生持續減肥的動力，某些食物還有幫助減肥的功效。一起來聰明地享受零嘴吧！

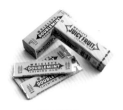

口香糖

藉由咀嚼刺激中樞神經，控制飲食的分量。想大吃時可嚼食選口香糖，減少食量。

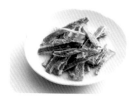

魷魚絲

不但糖分少且越嚼越有味道，可以促進唾液分泌，提升消化酵素的作用，活化身體。

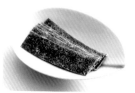

昆布點心

富含美味成分，只要攝取少量就有飽足感。並含有豐富的礦物質，會幫助排出有害物質及中性脂肪。

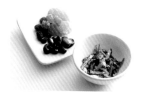

黑豆、甜納豆、小魚乾

想吃甜食時，只要吃少量營養豐富甜度又高的食物，就會得到滿足。小魚乾還具有安定神經的效果。

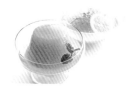

洋菜凍、洋菜條

洋菜含有豐富的食物纖維且零熱量。洋菜條若添加蜂蜜及檸檬汁食用，味道相當清爽。

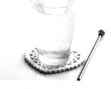

蘋果醋沙瓦

用氣泡水沖泡蘋果醋可燃燒脂肪及消除疲勞。味道清新，喝了之後神清氣爽。也可加入蜂蜜調味。

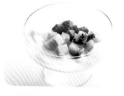

添加水果的優格

補充改善腸道環境的乳酸菌及酵素。將水果切小塊加入優格中即可食用，非常適合在忙碌的早晨取代果汁。

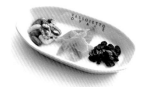

堅果類、水果乾

食用後血糖上升慢，不易形成脂肪，再加上有咀嚼的口感能讓精神得到滿足。特點是攜帶方便。

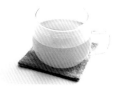

葛粉湯

濃稠的飲料讓人有飽足感，葛粉有能讓身體變暖、提升代謝的作用。可添加蜂蜜或果汁一起飲用。

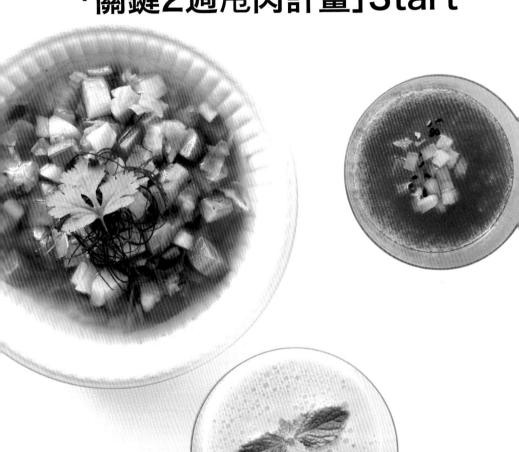

Part 3

健康速瘦3公斤！
「關鍵2週甩肉計畫」Start

喝出 瘦子體質！先排毒、後燃脂，不小心發胖了，短時間就能瘦！

　　如果想快速瘦身，或是體重怎麼樣也減不下來時，建議可以用2週的時間實行短期集中計畫。一開始先花2天排毒，改善體內環境，接著再用12天的時間，有效燃燒脂肪。

● 利用週休2日，做個不一樣的改變

　　剛開始排毒的2天，三餐都要改喝排毒果汁。事實上，要讓活動力低落的內臟休息，應該要排毒3天才夠，但考量到平日工作與生活忙碌，不太可能連續3天只喝果汁。所以，儘管效果多少會受到影響，還是可以利用週末2天讓身體各器官好好休息。

　　接下來的12天燃燒脂肪期，早上喝果汁、晚上喝湯，中午可以隨心所欲吃任何容易消化的食物！12天過後的復食期，為了避免給煥然一新的身體增加負擔，只要在蔬菜湯裡添加粥等食材，慢慢增加進食分量，就不用擔心復胖了。

● 2天排毒、12天燃脂，肥胖就會遠離

　　計畫最初2天應該會覺得很痛苦，只要跨過這個難關，就能改善排便跟腸道環境。計畫結束後，多數人都會瘦下3公斤。達成為期2週的目標後，請再持續一個禮拜的燃燒脂肪期生活。根據體質及當時的身體狀況，會出現不同的減肥成效。不小心發胖超過2公斤時，也很建議實行這個計畫。

絕對成功！「2週甩肉計畫」3大原則

湯和果汁「喝到飽」

　　排毒期及燃燒脂肪期的蔬菜湯及果汁，可以盡情喝到飽。只要有飽足感，精神就會跟著滿足，也就不用擔心會因挨餓引起暴飲暴食的反作用了。

　　如果心情煩躁時，可喝花草茶紓壓。（參53頁）

先以「一週」為目標

　　雖然速效減重計畫為期2週，但不習慣早上喝果汁晚上喝湯的人，或對此計畫感到壓力時，請先試著以1週為目標進行。

　　1週就能逐一排出體內的毒素及老廢物質，讓身體做好變瘦的準備。

燃脂期午餐「任意吃」

　　此計畫最大的特徵是午餐可以吃自己喜歡的食物！有短暫的放鬆時間，減肥就更容易持續下去。

　　建議午餐要補充早餐跟晚餐難以攝取到的蛋白質、碳水化合物等營養。

前進！「不發胖的生活」作戰行程表

Step **1**
排毒期
前2天

只靠喝果汁補充酵素、維他命、礦物質，讓消化器官休息，改善體內環境。

基本款
能量胡蘿蔔汁

喜歡的
排毒果汁

喜歡的
排毒果汁

＊「基本款能量胡蘿蔔汁」一天一定要喝一次，中午或晚上喝也可以。

Step **2**
脂肪燃燒期
後12天

藉由早餐喝果汁及晚餐喝湯，有效補充必要的營養素，並燃燒脂肪。

喜歡的
燃脂果汁

喜歡的食物
（好消化的輕食餐點）

喜歡的
燃脂湯品

Step **3**
復食期
7～14天

以1～2週為目標，晚上喝蔬菜湯搭配粥食（少於1/2碗）等好消化的食物先讓腸胃習慣。

喜歡的
蔬果汁

喜歡的食物
（好消化的輕食餐點）

 ＋ 粥食

喜歡的燃脂湯品

（還可以吃沙拉、發酵食品、生食等）

Step **1** 排毒期

前2天

三餐喝果汁，淨空腸道2天就瘦！

想要提升減肥效果，先把體內淨化、調整好內在環境是相當重要的。要是宿便、食品添加物、殘留的農藥等毒素堆積在體內，內臟及細胞、酵素的活動就會受阻礙。分解脂肪的能力也會跟著降低，使代謝下降。

● 每天必喝一杯「基本款果汁」

第49頁介紹的「能量胡蘿蔔汁」是減肥的「基本款果汁」。只要一天喝一次這種果汁，就能補充減肥期間不足的營養素，促進排出毒素及老廢物質。剩下的兩餐則可以選喝其他排毒果汁，三餐果汁都能喝到飽。

只要努力撐過2天，就能活化全身細胞，一口氣提升減肥效果。中午必須在外用餐時，可以吃香蕉或蘋果等水果代替，能得到和喝果汁相同的效果。

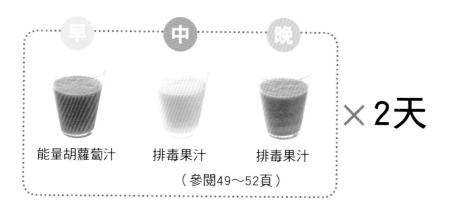

早	中	晚
能量胡蘿蔔汁	排毒果汁	排毒果汁

（參閱49～52頁）

×2天

基本款
能量胡蘿蔔汁

胡蘿蔔跟蘋果的營養豐富，除了含有能量來源的糖分，還富含代謝必要的維他命，以及調整身體機能的礦物質。將這兩種食材打成果汁飲用，大量的酵素能讓代謝變活潑，順利排出堆積在體內的毒素及宿便。添加生薑能促進血液循環，改善虛寒畏冷、水腫、感冒等症狀。

材料

胡蘿蔔……1小條（100g）
蘋果……1/2 個（100g）
水……50ml
檸檬汁……少許
生薑泥（可依喜好添加）……1/2 瓣（5g）

作法

1 將胡蘿蔔、蘋果切成一口大小。
2 將生薑以外的材料全都放進調理機中，均勻打攪成果汁。
3 將2裝進杯中，加入生薑混合。

◎添加少許橄欖油可以幫助身體吸收胡蘿蔔的營養。

胡蘿蔔

β-胡蘿蔔素含量相當高，能抑制活性氧傷害身體，具有抗老化功效。

蘋果

果膠含水溶性食物纖維，能吸附有害物質排出體外、增加腸道好菌。

檸檬

含有大量維他命C，具抗氧化作用，可除去活性氧。也有提升免疫力的效用。

生薑

能提高水分代謝，利用尿液、汗水排出毒素。還可促進腸道蠕動，改善便秘。

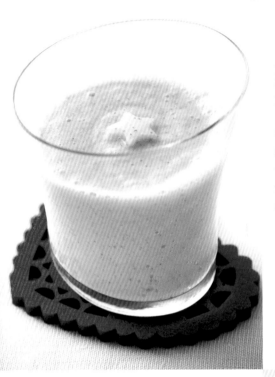

微風鮮綠果汁

清爽無負擔的青蘋果風味飲品。綠色花椰菜能強化肝臟的解毒功能，抑制活性氧活動。

材料

綠色花椰菜⋯⋯3朵（30g）
青蘋果⋯⋯¹/₂個（100g）
無糖豆漿⋯⋯100ml
檸檬汁⋯⋯少許

作法

1 將綠色花椰菜、青蘋果都切成一口大小。

2 將所有食材放進調理機中，攪拌至變成滑順的液狀。

三紅排毒果汁

番茄內含淨化有害礦物質的「硒」，而胡蘿蔔可抗氧化，內含的食物纖維與「硒」相輔相成，排毒效果極佳。

材料

胡蘿蔔（小）⋯⋯¹/₂條（50g）
小番茄⋯⋯2個（20g）
乾杏仁⋯⋯2個
葡萄柚（紅肉）⋯⋯¹/₂個（果汁100ml）＊
檸檬汁⋯⋯少許
＊可用市售的100％果汁代替。

作法

1 用榨汁機榨取葡萄柚汁。

2 小番茄除去蒂頭後切成一口大小。胡蘿蔔也切成一口大小。

3 將所有食材放進調理機，均勻攪拌。

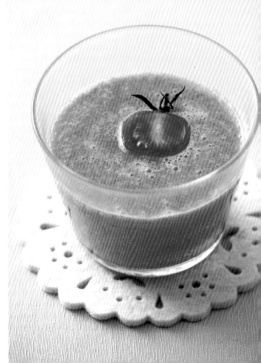

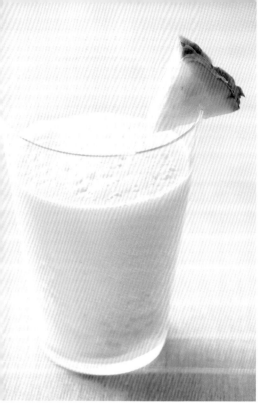

南洋風白蘿蔔汁

白蘿蔔含有異硫氰酸鹽，能強化肝臟解毒作用，食物纖維能吸附腸道內的毒素排出體外。另外，還含有豐富的澱粉酶消化酵素。

材料

白蘿蔔……2cm（50g）
鳳梨……¹/₄ 個（100g）
水……100ml

作法

1 將鳳梨去皮，切成一口大小。白蘿蔔也切成一口大小。
2 將所有食材放進調理機中，攪拌成清爽的液狀。

◎若不喜歡白蘿蔔的苦味，可以將皮削去。

維他命C紓壓果汁

油菜跟奇異果的維他命C能除去活性氧。還可改善皮膚乾燥，並有效消除壓力。

材料

油菜……1株（30g）
奇異果……¹/₂ 個（50g）
柳橙……1個（100g）
水……50〜70ml
檸檬汁……少許

作法

1 將油菜切段，奇異果、柳橙去皮後切成一口大小。
2 將所有食材放進調理機中，打攪成滑順的液狀。

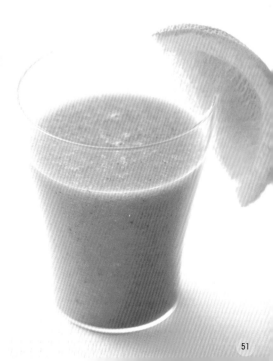

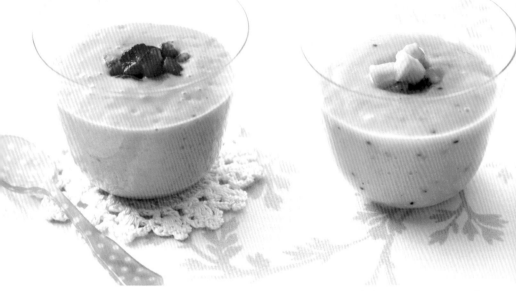

粉紅甜心果汁

濃稠又甘甜的草莓慕斯果汁。酪梨的脂肪加上草莓的木質素食物纖維,能抑制膽固醇吸收並將其排出體外。

材料

草莓……6個(80g)

酪梨……¹/₄ 個(30g)

無糖豆漿……100ml

作法

1 將草莓去掉蒂頭、酪梨削皮後,分別切成一口大小。

2 將1和豆漿放進調理機中,攪拌成濃稠的液狀。

◎如果覺得甜度不夠,可以添加切成小塊的草莓。

輕體美人鮮果汁

添加酪梨、奇異果、香蕉排毒三大食材的特別果汁。藉酵素跟食物纖維的力量,進行腸道大掃除。

材料

酪梨……¹/₄ 個(30g)

奇異果……¹/₂ 個(50g)

香蕉……¹/₂ 條(50g)

水……50ml

作法

1 分別將酪梨、奇異果、香蕉去皮後切成一口大小。

2 將1和足量的水放進調理機中,攪拌成濃稠的液狀。

◎如果覺得甜度不夠,可以添加切成小塊的香蕉。

呼～

來杯療癒身心的「解壓茶飲」吧！

減肥絕對不能有壓力。以下介紹幾種煩躁、無精打采時，能幫助身心靈放鬆的療癒花草茶。

薄荷綠茶

薄荷的香氣讓人精神舒爽。綠茶的兒茶素能讓肝臟的脂肪代謝變活潑，促進脂肪燃燒。

材料
薄荷葉……2大匙
綠茶（茶包）……1包
熱水……200ml

作法
將薄荷葉和綠茶放進杯子裡，倒入熱水，等2～3分鐘茶葉泡開後，取出茶包。

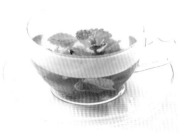

◎如果薄荷的香味太重，可在茶葉泡開後取出薄荷葉。

扶桑花檸檬茶

有著美麗紅寶石色澤的花草茶。清爽的檸檬酸及扶桑花酸能提高新陳代謝，療癒肉體疲勞。

材料
扶桑花茶（茶包）……1包
檸檬（切片）……1片
熱水……200ml

作法
將茶包放進杯子裡倒入熱水，等2～3分鐘泡開後，取出茶包，放入檸檬切片。

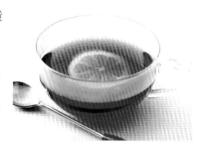

◎扶桑花也可用迷迭香取代。

迷迭香蜂蜜茶

迷迭香是微帶刺激性的高雅花香，具有促進血液循環、提升代謝的功效，可強化身心能量。

材料
迷迭香……1枝
蜂蜜……2小匙
熱水……200ml

作法
將蜂蜜、迷迭香放進容器中，倒入熱水，靜候1分鐘泡開。

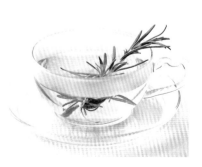

◎若覺得迷迭香的香味太重，泡開後即可取出。

Step 2 燃燒脂肪期

後 12 天
早喝果汁 × 晚喝湯 ＝ 雙重瘦身效果！

　　連續2天排毒後，接下來的12天早上喝高酵果汁提高代謝力；晚上喝燃脂蔬菜湯，補充減肥所需營養素。利用早上和晚上的相乘效果，讓脂肪更容易被燃燒。無論果汁還是蔬菜湯都可以喝到飽腹為止。

　　中午可以吃自己喜歡的食物。不過，要記得補充早餐及晚餐難以攝取的魚、肉等蛋白質，以及糙米等碳水化合物，使營養均衡、提高代謝力。

　　燃脂蔬菜湯使用「促進排毒、燃燒脂肪的食材」熬煮，利用各食材的相乘效果調整腸道內環境，讓脂肪更容易被身體燃燒。只要一次做好「燃脂湯基底」，再添加喜歡的調味料及蔬菜加熱即可食用。由於不會對每天的生活造成負擔，便能輕鬆地持續下去。

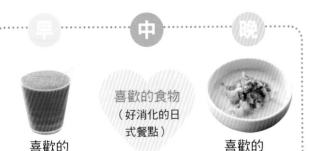

早	中	晚
喜歡的 燃脂果汁 （參閱55～61頁）	喜歡的食物 （好消化的日式餐點）	喜歡的 燃脂蔬菜湯 （參閱64～70頁）

×12天

番茄多C果汁

葡萄柚內含的柚皮苷和番茄的營養
成分，能分解體內的中性脂肪，達
到燃脂效果！果汁充滿柑橘的香氣
和酸味，風味絕佳。

材料

番茄⋯⋯1小個（100g）

葡萄柚（紅肉）⋯⋯$1/2$個（100g）

檸檬汁⋯⋯少許

鹽⋯⋯少許

作法

1　番茄去掉蒂頭，葡萄柚削皮
　　後分別切成一口大小。

2　將鹽以外的食材全都放進調
　　理機中，攪拌成滑順的液
　　狀，最後再加入鹽調味。

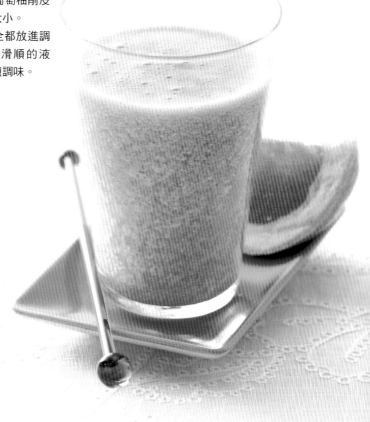

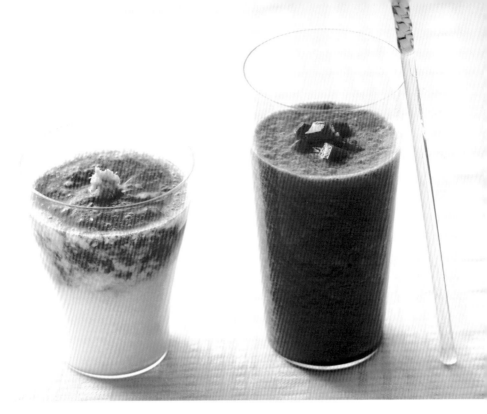

番茄生薑甜酒

有著溫和甜味的番茄汁。甜酒被稱為「喝的點滴」，和番茄一起作用，能燃燒脂肪、提高代謝力。

材料

番茄……1小個（100g）
甜酒（米麴）……100ml
生薑泥……少許

作法

1 番茄連皮用磨泥器磨碎。
2 將甜酒倒進杯子，加入1
   跟生薑泥後攪拌均勻。

熱情紅雪克

由辣椒跟大蒜製成，帶著些許刺激味覺的番茄冷湯果汁，是一杯綜合燃燒脂肪食材的特調飲品。

材料

番茄……1個（140g）
紅色甜椒……$^1/_2$ 個
大蒜（切薄片）……1瓣
A │ 橄欖油……2～3滴
　│ 白酒醋（蘋果醋也可）、鹽……各少許
　│ 紅辣椒、黑胡椒……各一小撮

作法

1 將番茄、甜椒去掉蒂頭，切成一口大小。
2 將1和大蒜放進調理機中，攪拌成滑順的液狀後倒進容器中。
3 將A加入2中調味。

夏日旅行

讓人想起夏日避暑聖地的果汁。鳳梨的檸檬酸能袪除疲勞，柳橙內含的檸烯則能燃燒脂肪。

材料

番茄……¹/₂ 個（70g）
鳳梨……¹/₈ 個（50g）
柳橙……1個（100g）
檸檬汁……少許

作法

1 將鳳梨及柳橙去皮、番茄去掉蒂頭，各切成一口大小。
2 將1放進調理機中，均勻攪拌為滑順的液狀。

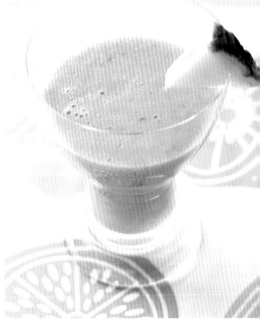

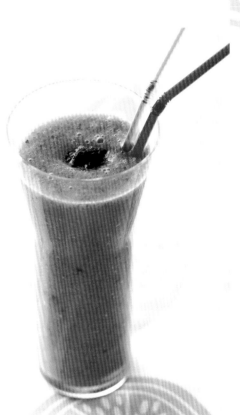

酸甜雪克

酸酸甜甜的新口感番茄汁。葡萄乾含有的礦物質能提高生理機能，番茄則有燃燒脂肪的功效！

材料

番茄……1個（140g）
葡萄乾……25粒（10g）

作法

1 將番茄去掉蒂頭，切成一口大小。
2 將所有食材放進調理機中，攪拌成濃稠的液狀。

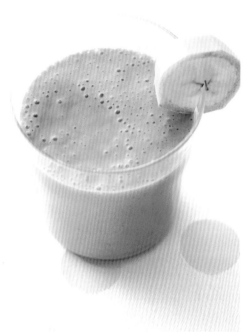

抹茶香蕉奶昔

散發抹茶香味的香蕉豆漿。抹茶的兒茶素能促進肝臟的脂肪代謝，加速脂肪燃燒，是防止肥胖的營養素。

材料

香蕉⋯⋯¹/₂ 根（50g）
抹茶粉⋯⋯¹/₂ 大匙
無糖豆漿⋯⋯150ml
蜂蜜⋯⋯1小匙

作法

1 香蕉去皮，切成一口大小。
2 將所有食材放進調理機中，攪拌成濃稠的液狀。

綠茶楓糖豆漿

楓糖風味的綠茶豆漿。藉由能促進脂肪分解的咖啡因，以及燃燒脂肪的兒茶素，讓身體變得更纖瘦。

材料

綠茶粉⋯⋯2小匙
無糖豆漿⋯⋯200ml
楓糖漿⋯⋯2小匙

作法

將所有食材放進調理機中，攪拌成滑順的液狀。

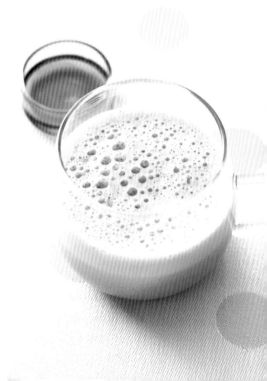

蘋果多酚鮮果汁

利用青紫蘇和苦瓜強化排毒力，蘋果多酚則能有效燃燒脂肪！青紫蘇的味道使果汁喝起來相當清爽。

材料

苦瓜……30g
蘋果……1/2個（100g）
水……100ml
青紫蘇……1片

作法

1 將苦瓜縱切對半，除去白色棉狀物體和種子後切成一口大小。青紫蘇除去莖部。

2 將所有食材放進調理機中，攪拌成滑順的液狀。

◎如果不喜歡苦瓜的苦味，可以用鹽搓揉並仔細洗淨後再使用。

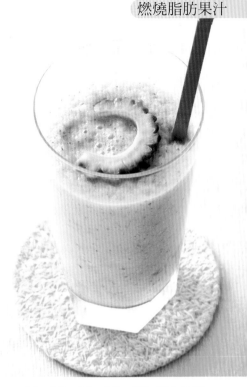

薄荷葡萄雞尾酒

清爽的休閒飲品。葡萄的白藜蘆醇能活化長壽蛋白，遏止脂肪形成。

材料

葡萄、藍莓……各15粒
薄荷葉……1把（30片）
檸檬……1/2個
三溫糖（可用紅糖取代）……1大匙
氣泡水……適量

作法

1 將檸檬洗乾淨，切片後再對半橫切。

2 將薄荷葉、三溫糖及1放進杯中，用桿麵棒用力擠壓直到汁液相互混合。

3 將葡萄和藍莓加入2中並倒入氣泡水，邊壓碎果肉邊喝。

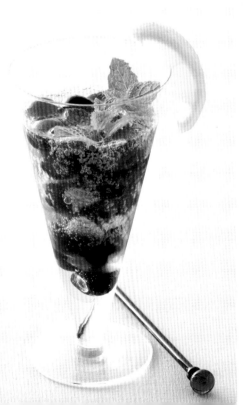

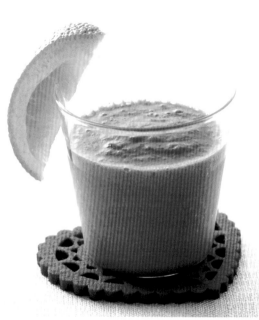
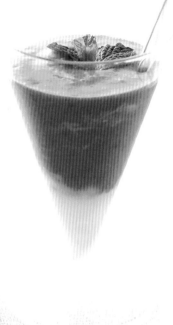

紅粉佳人

滋味酸酸甜甜，像甜點一樣的飲品。
覆盆子的烯酮素能燃燒脂肪，柳橙的
檸烯可以促進代謝。

材料

覆盆子……80g＊
柳橙……1¹/₂ 個（150g）
＊也可用冷凍品。

作法

1 將柳橙去皮切成一口大小。
2 將所有食材放進調理機中，攪拌成
　濃稠的液狀。

覆盆子鮮果奶昔

雙色清爽飲品。覆盆子的香氣成分，
可以讓脂肪跟解脂酵素結合，達到燃
燒脂肪的效果。

材料

香蕉……¹/₂ 條（50g）
覆盆子……50g＊
原味優格……50ml
＊也可用冷凍品。

作法

1 香蕉去皮切成一口大小。舀優格一
　大匙放進杯子裡。
2 將剩下的優格和香蕉、覆盆子放進
　調理機中，攪拌為滑順的液狀，再
　將其倒入1的杯子。

番茄蜜桃濃果汁

透過燃燒脂肪的番茄、抗氧化的桃子
兒茶素作用，活化身體。是一杯就算
不喜歡番茄也能大口飲盡的果汁！

材料

番茄……1個（140g）

桃子……1個（100g）

蜂蜜……1小匙

作法

1 將番茄去掉蒂頭，桃子去皮後各自切
　成一口大小。

2 將所有食材放進調理機中，攪拌為濃
　稠的液狀。

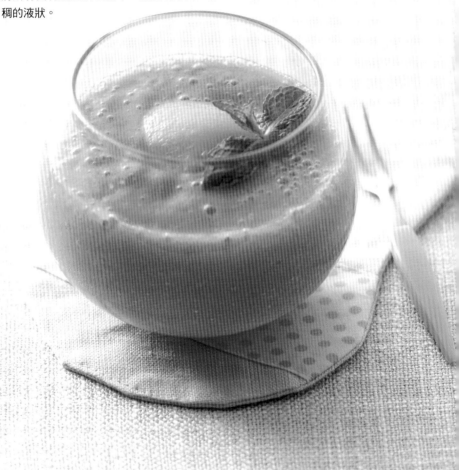

8大激瘦蔬菜，
「燃脂湯基底」一次備齊！

將洋蔥、高麗菜、胡蘿蔔、蓮藕、白蘿蔔、牛蒡、大蒜、生薑8種激瘦蔬菜，切小塊後蒸熟，就完成含有豐富瘦身能量的「燃脂湯基底」了。

日後再添加喜愛的調味料及食材到基底中，就能完成美味的湯品。這是利用少量的水加鹽蒸煮的簡單調理法，所以方便保存，冷藏可放5天，冷凍可保存2週。

燃脂湯基底（4餐份）

胡蘿蔔……1 $1/2$ 小條
牛蒡……1條
蓮藕……$1/2$ 節
白蘿蔔……6cm
洋蔥……1個
高麗菜……$1/8$ 個
鹽……1小匙
水……150ml
大蒜、生薑……各1小瓣

（大蒜、生薑以外的蔬菜各150g）

8大激瘦蔬菜
功效說明

洋蔥
二烯丙基硫化物能排出毒素，強化肝臟的解毒功能。槲黃素具有抑制脂肪吸收、排出惡性脂肪的作用。

高麗菜
內含守護胃部黏膜的維他命U和食物纖維，能活化腸道，使脂肪更容易被燃燒。維他命C和鈣則能紓緩壓力。

胡蘿蔔
富含維他命、礦物質等，能加倍提升代謝。另含豐富的β-胡蘿蔔素，具抗氧化的效果。

蓮藕
內含的黏蛋白成分，能幫助蛋白質及脂肪消化。食物纖維有助於排出腸道老廢物質，促進排便，使脂肪容易燃燒。

白蘿蔔
內含烯丙基化合物的辛辣成分，具解毒功能。澱粉酶消化酵素可以分解澱粉，解脂酶則能分解脂肪、幫助消化。

牛蒡
含有豐富的食物纖維，能改善頑固便秘，提升脂肪燃燒的效率。另也具有優異的利尿及發汗效果。

大蒜
含增精素能提高新陳代謝，促進能量的消耗。大蒜素可以幫助脂質代謝，也可除去體內異物及毒素，防止肥胖。

生薑
內含薑辣素和薑烯酚的辛辣成分，可以促進血液循環，讓身體溫暖，因此使體內代謝變活潑，提高燃脂效率。

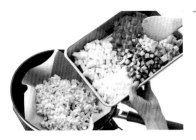

1 將蔬菜切小塊，放入平底鍋

將洋蔥削皮，牛蒡用棕刷將泥土洗淨，
蓮藕、白蘿蔔可依個人喜好決定是否削
皮。大蒜、生薑切碎，其他蔬菜切成小
丁，然後放進較大的平底鍋內。

◎將蔬菜切成相同大小，才能均勻受熱。切
　絲或切成薄片也可以。

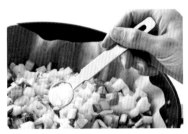

2 加入鹽和水

將鹽均勻撒在所有食材上，用筷子仔細
混合。等蔬菜變軟後，加入足量的水讓
所有食材平鋪在鍋底。

◎加鹽能引出蔬菜的水分和鮮美滋味，並延
　長保存時間。

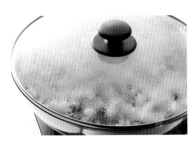

3 加蓋，轉小火仔細蒸煮

記得蓋上鍋蓋以免蒸氣散失，之後轉大
火。聽到噗滋噗滋的聲音並聞到香氣
後，就轉小火仔細蒸煮25～30分鐘。

◎用小火仔細蒸煮，能引出根莖類蔬菜的甘
　甜滋味。

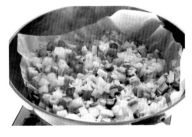

4 利用餘熱蒸熟食材

關火後先不要掀起鍋蓋，利用餘熱蒸
10分鐘，讓蔬菜變軟。等蔬菜降溫
後，就裝進容器中，放入冰箱保存。

◎完成後的分量，大約是加熱前的一半。
◎完成品若水分過多容易腐敗，這時可以掀
　開鍋蓋轉大火，讓水分蒸發。

Point

＊長時間蒸煮要小心燒焦。預先在鍋底墊一張烤盤紙，可預防食材燒焦。
＊高麗菜與其他食材重疊蒸煮容易變色，也可以另取鍋子放少量的水跟鹽分開蒸
　煮5分鐘，等步驟4完成後，再跟其他食材混合即可。

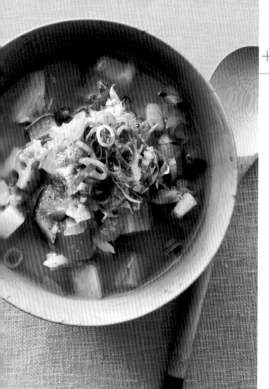

鰹魚鮮蔬味噌湯

只要倒入熱開水就完成了！香氣十足
又讓人放鬆的一碗湯。

材料

燃脂湯基底……1碗

熱開水……200ml

柴魚片……1大匙

味噌……2小匙

〈裝飾用〉柴魚片、青蔥、七味辣椒粉……
　　　　　各少許

作法

將〈裝飾用〉以外的食材放進碗中，均勻混
合後，用柴魚片、青蔥、七味辣椒粉裝飾。

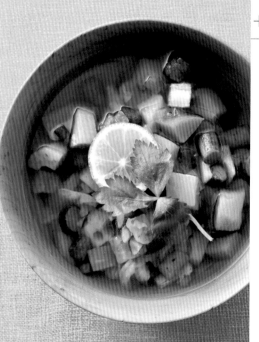

醬油風味蔬菜湯

清爽和風味，用鴨兒芹增添香氣。

材料

燃脂湯基底……1碗

鰹魚及昆布高湯……200ml ＊

醬油……1小匙

〈裝飾用〉鴨兒芹……少許

　　　　　醋橘（切片）……1片

＊可用和風高湯之素（鰹魚、昆布）1/2 小匙＋
水200ml代替。

作法

將〈裝飾用〉以外的食材放進鍋中，轉中火
煮開。起鍋倒進碗裡後，擺上鴨兒芹及醋橘
裝飾。

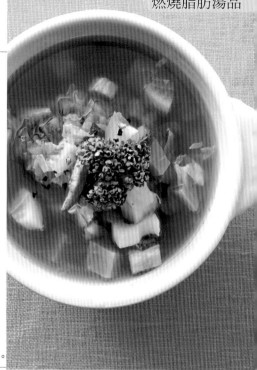

＋ **咖哩粉** ｜ 薑黃素可消炎、抗老、能解毒、強化肝臟機能。

咖哩暖胃精力湯

微辣的香辛料，能讓身體暖呼呼、
加速腸胃蠕動。

材 料

燃脂湯基底⋯⋯1碗
〈**高湯**〉蔬菜湯之素⋯⋯1小匙
　　　　水⋯⋯200ml
　　　　咖哩粉⋯⋯1小匙
〈**裝飾用**〉巴西利、紅辣椒⋯⋯各少許

作 法

將〈裝飾用〉以外的食材都放進鍋中，轉
中火煮開。起鍋倒進碗中，以巴西利、紅
辣椒裝飾。

＋ **豆漿** ｜ 含有豐富的優質蛋白質。大豆異黃酮能補充女性荷爾蒙。

高纖青菜豆漿鍋

在溫潤豆漿湯裡加入柚子胡椒提味。

材 料

燃脂湯基底⋯⋯1碗
〈**高湯**〉昆布茶⋯⋯1小匙
　　　　　水⋯⋯150ml
無糖豆漿⋯⋯50ml
柚子胡椒⋯⋯$1/2$小匙
〈**裝飾用**〉青紫蘇（切絲）、柚子胡
　　　　　椒⋯⋯各少許

作 法

除了豆漿及裝飾食材，其他食材皆放進鍋
中，轉中火煮開。在沸騰前加入豆漿後關
火。倒進碗中，以青紫蘇、柚子胡椒裝飾。

◎昆布茶加太多會有海藻的腥臭味，要酌量
　添加。
◎柚子胡椒依種類會有不同的辣味，請依個
　人喜好調整分量。

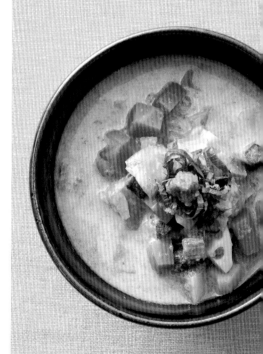

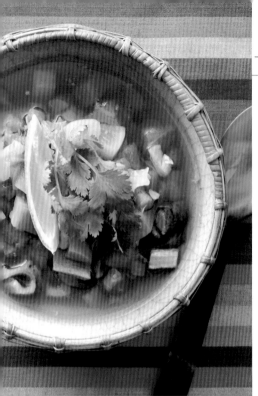

泰式清毒蔬菜湯

香菜能有效排毒，啟動燃脂開關。

材料

燃脂湯基底……1碗

　〈高湯〉雞骨湯之素……1杯

　　　　　水……200ml

　　　　　魚露……1小匙

　〈裝飾用〉檸檬（切片）……$1/8$ 個

　　　　　香菜……少許

作法

將〈裝飾用〉以外的食材放進鍋中，轉中火煮開。倒進碗裡，以檸檬、香菜裝飾。

◎添加少許洋蔥油（參112頁）可使味道更加濃郁。

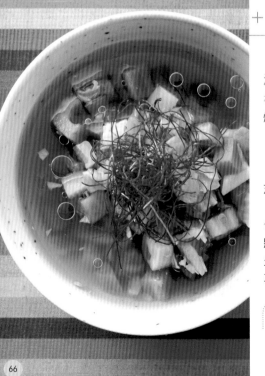

中式牡蠣風味湯

濃醇蠔油與蔬菜食感是絕妙搭配。

材料

燃脂湯基底……1碗

　〈高湯〉雞骨湯之素……$1/3$小匙

　　　　　水……200ml

　　　　　蠔油……1大匙

芝麻油……少許

　〈裝飾用〉辣椒絲……少許

作法

將燃脂湯基底和〈高湯〉放進鍋中，轉中火煮開。起鍋倒入碗中，以辣椒絲裝飾，再淋上芝麻油。

◎添加少許大蒜油（參112頁）味道會更加濃郁。

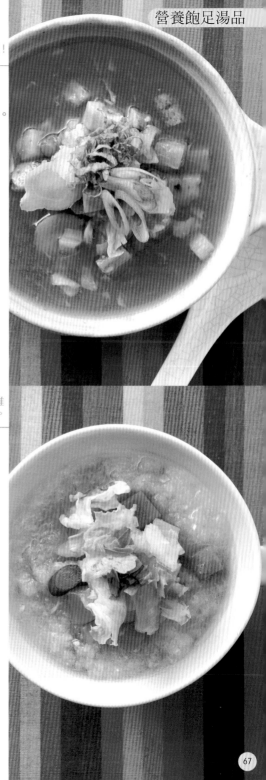

和風番茄野菜湯

將番茄爽口的味道，調配出和風滋味。

材料

燃脂湯基底……1碗

番茄……1個

〈高湯〉水……100ml

　　　　淡味醬油……2小匙

　　　　醋……1小匙

〈裝飾用〉青紫蘇（切絲）……1片

　　　　茗荷（斜切薄片）……1/2個

　　　　生薑（切薄片）……2片

作法

將番茄用磨泥器磨成泥狀，連同燃脂湯基底和〈高湯〉放進鍋中，轉中火煮開。起鍋倒入碗中，以青紫蘇、茗荷、薑片裝飾。

＋ 淡色蔬菜 排毒效果超優！含豐富維他命C、B群、礦物質等。

義式高酵營養湯

藉由富含酵素的白蘿蔔提升代謝力！還能有效預防感冒。

材料

燃脂湯基底……1碗

白蘿蔔……4cm（100g）

橄欖油、壽司醋……各2小匙

鹽……少許

〈裝飾用〉芹菜（切薄片）……4cm

　　　　芹菜葉（切小片）……少許

　　　　生菜（撕成小片）……1片

作法

將白蘿蔔用磨泥器磨成泥狀後，連同〈裝飾用〉以外的食材放入容器中仔細混合，再加入芹菜、芹菜葉、生菜裝飾。

◎使用白蘿蔔靠近葉子的部分較無辣味。

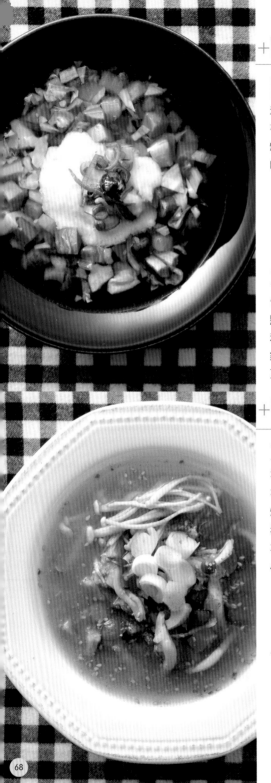

有黏性的食品
黏蛋白能抑制血糖上升，預防肥胖。

山芋滋養元氣湯

利用山芋滋養強壯的效果獲得元氣。

材料

燃脂湯基底……1碗

山芋……6cm（100g）

〈高湯〉鰹魚昆布高湯……200ml ＊

　　　　醬油……1小匙

　　　　味霖、鹽……各少許

〈裝飾用〉青蔥（切小片），梅子肉（用

　　　　菜刀拍過）……各少許

＊可用和風高湯之素（鰹魚、昆布）1/2 小匙

＋水200ml代替。

作法

將山芋用磨泥器磨成泥狀。把燃脂湯基底

和〈高湯〉放進鍋中，轉中火煮開後，起

鍋倒入碗中。最後加入山芋泥，並以青

蔥、梅子肉裝飾。

菇類
食物纖維多、低卡路里，是終極的排毒減肥食材。

清檸低卡瘦身湯

利用芝麻和清爽檸檬增添鮮美風味。

材料

燃脂湯基底……1碗

紫蘑菇、朴蕈……各1/2 袋（共100g）＊

水……200ml

A｜味噌……1小匙

　｜磨過的白芝麻……1小匙

〈裝飾用〉青蔥（切小片）……少許

　　　　檸檬皮……各少許

＊可加入喜歡的菇類。

作法

1　除去菇類蒂頭，分成容易食用的大小。
　　將A及〈裝飾用〉以外的食材放進鍋

2　中，轉中火煮開。等菇類變軟後，將
　　A的味噌溶解後加入鍋中，並加入白芝
　　麻調味。接著起鍋倒進容器中，以青
　　蔥、檸檬皮裝飾。

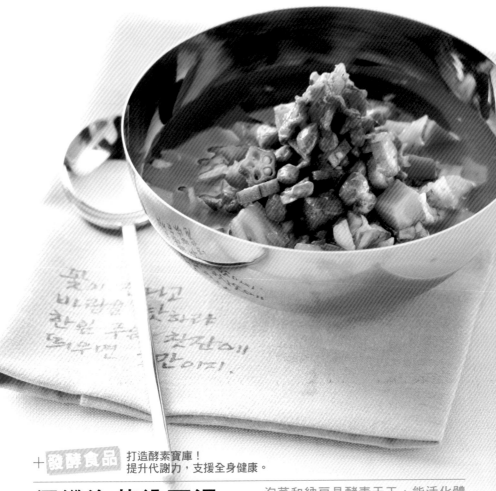

+ **發酵食品** 打造酵素寶庫！
提升代謝力，支援全身健康。

優纖泡菜納豆湯

材料

燃脂湯基底……1碗

泡菜……20g

納豆……½包

秋葵（切小塊）……2條

〈**高湯**〉雞骨湯之素……1小匙

水……200ml

〈**裝飾用**〉泡菜……1大匙

泡菜和納豆是酵素天王，能活化體內環境。

作法

1 將秋葵和納豆仔細攪拌混合。

2 將1及〈裝飾用〉以外的食材放進鍋中，轉中火煮開。起鍋倒入容器後，放上1並以泡菜裝飾。

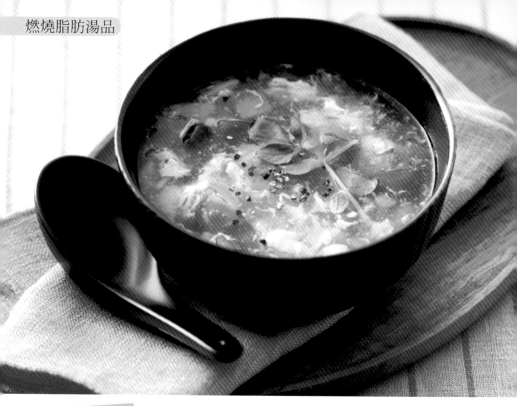

+ **蛋白質**　增加肌肉量，提升基礎代謝。
打造易瘦體質不能少！

好氣色番茄蛋花湯

氨基酸超群的雞蛋，也能讓人變年輕！

材料

燃脂湯基底……1碗
雞蛋……1顆
小番茄（切塊）……2個
〈高湯〉
　顆粒清湯之素……1小匙
　水……200ml
　酒……1小匙
太白粉水……太白粉1小匙＋水1小匙
黑胡椒……少許
〈裝飾用〉
　水芹……1枝

作法

1 用筷子將雞蛋打散。

2 將燃脂湯基底、小番茄、〈高湯〉放
進鍋中，轉中火煮開後關火。倒入太
白粉水仔細混合，再開大火加熱1分30
秒左右，讓湯汁出現濃稠感。

3 讓打散的雞蛋經由有洞的杓子流入鍋
中，等全體都浮在表面再輕輕攪拌並
關火。起鍋倒進容器中，撒上黑胡椒
並用水芹裝飾。

◎加入少許薑汁更能突顯美味。

Part**4**

喝出好心情！
13道心曠神怡的五彩果汁

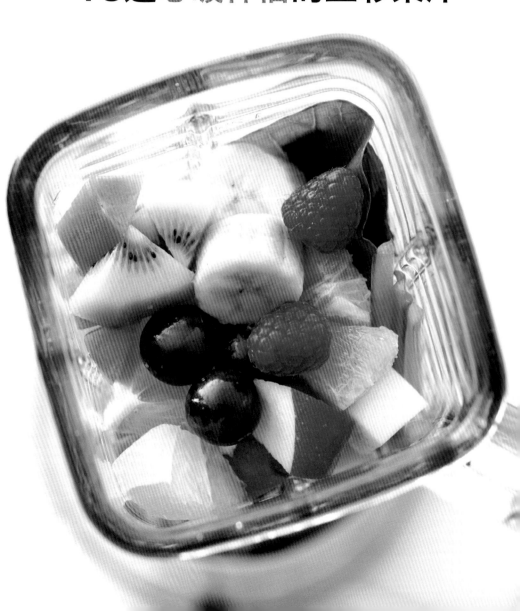

蔬果天然的繽紛顏色，就是 美麗來源！
「植化素」是漂亮瘦身的好幫手

　　「植化素」是植物為了防止紫外線及昆蟲等外敵，而自行製造的物質，指的是色素、苦味、辣味及香味成分，大部分存於植物的表皮與莖部，含量相當豐富。

　　植化素具有抗氧化的功效，而且能提高人體免疫力，被視為美麗和健康不可或缺的「第七營養素」。植化素還能抑制脂肪囤積、活化代謝，減肥效用極高。

　　植化素種類眾多，依顏色大致分為下列四類：

❶ **紅色**▶茄紅素（西瓜、番茄、紅肉葡萄柚）或辣椒素（紅色辣椒）。

❷ **橘色**▶β-胡蘿蔔素（胡蘿蔔、南瓜、甜杏）。

❸ **黃色**▶類黃酮素（香蕉、鳳梨、葡萄柚）。

❹ **綠色**▶葉綠素（油菜、菠菜、茼蒿、青紫蘇、巴西利）。

　　如果用調理機打製果汁，可以完整絞碎上述蔬果，飲用它們釋出的營養素。只要將成分不同的各色植化素加以組合，就能同時攝取到許多對身體有益，而且能幫助減肥的營養。在大自然中成長的植物顏色能量，能保護我們身體免於活性氧傷害，延緩老化。

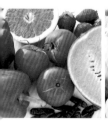 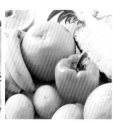 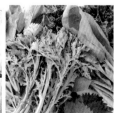 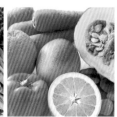

五彩能量高酵果汁

充滿五色蔬菜和水果生命力的濃稠果汁。
數十種植化素、維他命及礦物質大集合。

材料

胡蘿蔔……1/5 條（20g）
白蘿蔔……10g
青紫蘇……1/2 片
柳橙……1/2 個（50g）
鳳梨……1/8 個（50g）
紅甜椒……5g
草莓……1個（15g）
藍莓、葡萄乾、杏仁……各2粒
檸檬汁……少許
水……100ml

作法

1 將柳橙、鳳梨、白蘿蔔削皮，草莓去
　掉蒂頭後，各自切成一口大小。胡蘿
　蔔、甜椒也切成一口大小。

2 將青紫蘇以外的材料全都放進調理機
　中，攪拌成滑順的液狀。過程中再加
　入青紫蘇，稍微攪拌一下。

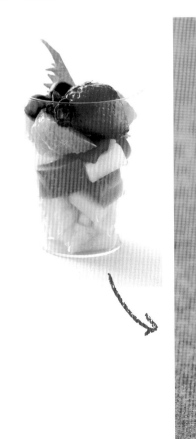

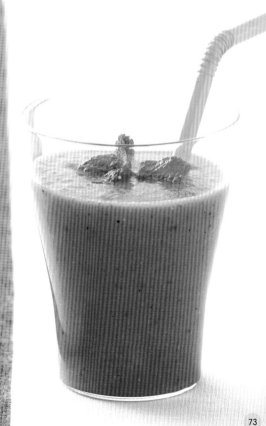

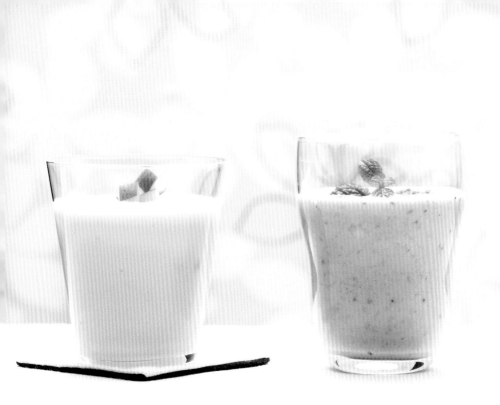

陽光美肌豆漿

令人回想起懷念的水果吧綜合果汁。
鳳梨跟葡萄柚的植化素能抑制活性
氧活動，防止老化。

材料

鳳梨……¹/₆個（70g）
蘋果、葡萄柚（白肉）……各¹/₃個（70g）
無糖豆漿……70ml

作法

1 將鳳梨、葡萄柚削皮，連同蘋果一
起切成一口大小。

2 將所有的材料放進調理機中，攪拌
成滑順的液狀。

◎可依不同季節用下列水果取代鳳梨：春
天可用柑橘、夏天用西瓜、秋天用無花
果、冬天用金柑。

青春高纖優酪乳

水果與優格混合成順口的滋味。柳
橙的辛樂芬素能促進脂肪燃燒，草
莓的木質素有助於改善便秘。

材料

香蕉……¹/₂條（50g）
草莓……4個（50g）
柳橙……1個（100g）
原味優酪乳……50ml

作法

1 將香蕉、柳橙削皮，草莓去掉蒂頭
後，各自切成一口大小。

2 將所有的材料放進調理機中，輕輕
攪拌為濃稠果汁。

◎可依不同季節用下列水果取代草莓：春
天可用櫻桃、夏天用哈密瓜、秋天用梨
子、冬天用橘子。

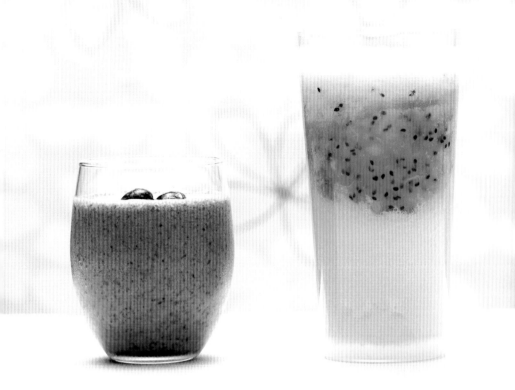

雙莓活菌果汁

用兩種莓果打製「變年輕」的果
汁。藍莓的花青素和草莓的維他命
C，能讓身心一起變美麗。

材料

藍莓……100g＊
草莓……8個（100g）
無糖豆漿……100ml
蜂蜜……1大匙
依個人喜好添加的優格……1大匙
＊也可使用冷凍的。

作法

1 將草莓跟藍莓冷凍至變硬。
2 把所有的材料放進調理機中，攪拌
　成濃稠的奶昔狀。

早安沙瓦

綠色和黃色植化素，可以排除有害
物質。鳳梨的鳳梨酵素和奇異果的
奇異果酵素，能幫助蛋白質消化。

材料

奇異果……1個（100g）
鳳梨……1/4個（100g）
氣泡水……適量

作法

1 將奇異果對半切開，用榨汁機擠出果
　汁。鳳梨削皮後，切成一口大小。
2 將鳳梨放進放進調理機中，攪拌為滑
　順的液狀。
3 將2倒進容器中，加入1的奇異果汁及
　氣泡水。

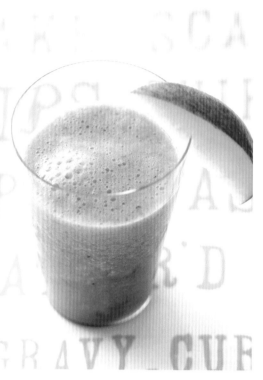

青葉蘋果紅潤汁

帶有輕微的苦味的健康果菜汁。菠菜的葉黃素能消除眼睛的疲憊，蘋果的蘋果多酚能抑制黑色素生成。

材料
菠菜……1株（30g）
蘋果……$1/2$個（100g）＊
葡萄柚（白肉）……$1/2$個（100g）
檸檬汁……少許
＊可用市售的100%果汁代替。

作法
1 將菠菜切段，蘋果切成一口大小。葡萄柚用榨汁機擠出果汁。
2 將所有食材放進調理機中，攪拌成清爽的液狀。

熱帶鮮果奶昔

濃稠醇郁的美人果汁。熱帶水果鳳梨和芒果，含有類黃酮能預防肌膚老化，並含有豐富的維他命A、C、E。

材料
芒果……$1/2$個（100g）
鳳梨……$1/8$個（50g）
柳橙……$1/2$個（果汁50ml）＊
＊可用市售的100%果汁代替。

作法
1 芒果和鳳梨去皮後切成一口大小，放進冰箱冷凍至變硬。柳橙用榨汁機擠出果汁。
2 將1放進調理機中，攪拌成濃稠的奶昔狀即完成。

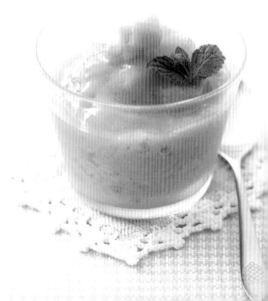

熱情香橙汁

散發檸檬香氣的柳橙汁。柳橙屬於柑橘類，內含橙皮苷能抑制脂肪細胞增殖，檸檬的檸烯能提升代謝力。

材料

柳橙……2個（果汁200ml）

檸檬……1/2個

檸檬皮……少許

作法

1 將柳橙、檸檬對半切開，用榨汁機榨出汁後倒入杯子。

2 檸檬皮用磨泥器磨出碎屑，在1中加入少許檸檬皮碎屑增添香氣。

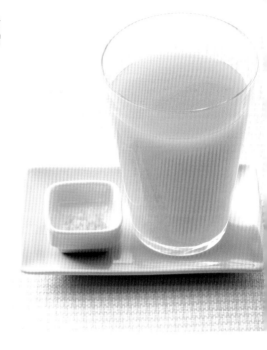

盛夏紅色雞尾酒

利用番茄和西瓜，打成充滿茄紅素的「能量全開抗氧化果汁」。萊姆的香氣給人清爽感受，就算排斥吃番茄的人也會喜歡上這個味道。

材料

番茄……1個（100g）

西瓜……100g

萊姆……1/8個

作法

1 西瓜去籽、番茄去掉蒂頭後，各自切成一口大小。

2 將1放進調理機中，攪拌成清爽的液狀後，加入些許萊姆汁。

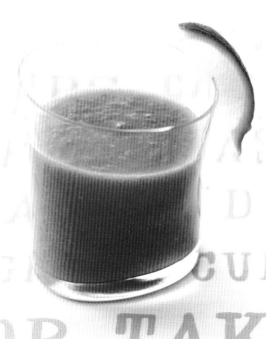

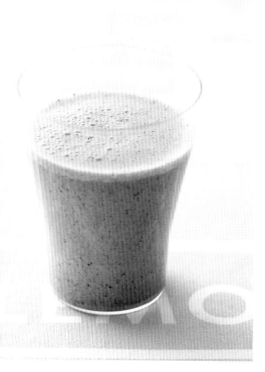

和風養生黑豆奶

香氣四溢的芝麻黑豆飲品。黑芝麻的
芝麻素能強化肝臟機能,黑豆和豆漿
的異黃酮則能預防代謝症候群。

材料

煮過的黑豆……1大尖匙。
無糖豆漿……150ml
磨過的黑芝麻……1大匙

作法

將所有食材放進調理機中,攪拌成滑順的
果汁。

甜梨白玉汁

梨子的甘甜和白蘿蔔的辛辣味十分契
合。白蘿蔔的異硫氰酸酯能除去活性
氧,梨子的木質素可預防肥胖。

材料

白蘿蔔……100g
梨子……100g

作法

1 梨子削皮後切成一口大小。白蘿蔔連
　皮切成一口大小。

2 將所有食材放進調理機中,攪拌成清
　爽的液狀。

◎不喜歡白蘿蔔苦味的人可以削去蘿蔔皮。

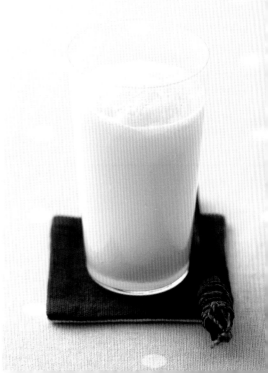

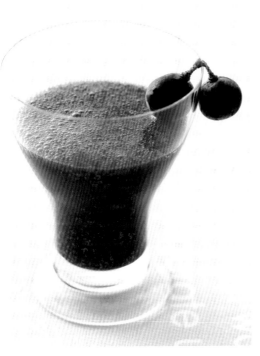

亮眼藍莓酸甜飲

葡萄和藍莓的花青素能消除眼睛疲勞。連同紫色的皮一起攝取,才能喝到完整營養素!

材料
葡萄……14顆(140g)
藍莓……70g

作法
將所有食材放進調理機中,攪拌為滑順的液狀。

楓糖綠野豆漿

帶有少許油菜香的新奇滋味,能充分攝取油菜的營養。豆漿的大豆皂苷能促進脂肪燃燒。

材料
油菜……2株(50g)
無糖豆漿……100ml
楓糖漿……少許

作法
1 將油菜大致切段。
2 將所有食材放進調理機中,攪拌成滑順的液狀。

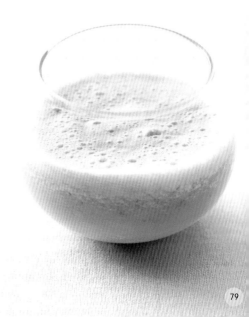

自製「水果酵素蜜」取代砂糖，健康美味不流失！

打製果汁後若有多餘的水果，就來做「酵素蜜」吧！只要將水果及紅糖放進保存容器中，一天混合一次即可。水果會因本身的酵素發酵，大約一個禮拜就能製成充滿酵素的糖漿了。水果酵素蜜可代替砂糖及甜味料加入飲品，或當作調味料使用，可以每天輕鬆補充酵素、促進代謝。

調配比例　水果　紅糖

1 : 1

材料
喜歡的水果（蘋果、鳳梨、奇異果、草莓等）……各100g
紅糖……100g

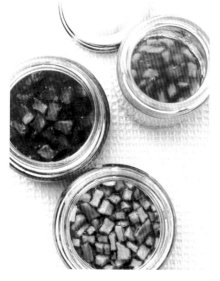

水果酵素蜜的用法

製作「高酵飲品」
●將水果酵素蜜2小匙和200ml的水混合。除了水以外，也可用氣泡水或喜歡的果汁代替。

取代「砂糖」
●想為果汁添加甜味時，可用酵素蜜代替砂糖或蜂蜜。
●加至豆漿、優格、花草茶、紅茶中，增添風味。

料理的「調味料」
●做菜時可以取代砂糖或味霖調味。
●醃漬食物時加入可增添香氣，加入燉煮物中則會增加食物的光澤。

作法
1 將水果除去果皮或蒂頭，切成粗丁。
2 將1和紅糖放進碗中，以手大致混合後裝入煮沸消毒後的廣口瓶中。
3 將2蓋上瓶蓋後，放在常溫的陰涼處。為了讓全體都能發酵，每天要用手混合一次，並放置一個禮拜左右（夏天2～3天後就要放進冰箱中）。
4 等水果變軟後，用篩子等器具過濾果肉，只取酵素蜜放進冰箱冷藏。或是連同果肉一起冷藏也可以。

◎約第二天表面就會出現許多白色泡泡，表示開始發酵。
◎過度發酵會出現酸味。瓶子要煮沸消毒保持衛生，以免滋生黴菌。

【瓶子消毒的方法】
在較大的鍋子內倒入能完全覆蓋瓶子及瓶蓋的水。接著將用洗潔劑清洗過的瓶子及瓶蓋放進裡頭，轉大火煮沸消毒約10分鐘。將瓶子及瓶蓋倒扣在清潔的毛巾上直至乾燥。

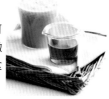

Part 5

提升減肥效果！
7道高纖強效「瘦身排毒湯」

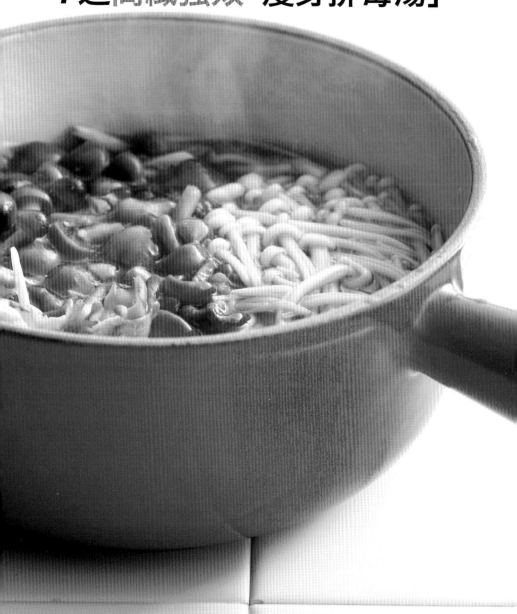

「營養蔬菜湯」就是療癒身體最好的良藥！
速效！改善 7大症狀 湯品食譜

如果你有感冒、便秘、虛寒畏冷、壓力大等症狀，身體的代謝就會停滯並妨礙減肥。這時最重要的就是，**先攝取能舒緩這些症狀的蔬菜湯，改善身體的紅燈狀態。**

本章列舉減肥期間常見的7大症狀，並介紹療癒效果明顯的紓緩湯品，料理步驟相當簡單。如果是初期症狀，只要透過飲食提升自癒力就能恢復元氣，不需要仰賴藥物治療。這些紓緩不適症狀的湯品都使用了大蒜、生薑及蔥類，兼具排毒與燃燒脂肪的效果。湯品旁皆標記了各食材特別突出的效果，各位可以自行參考、調配。

以下介紹改善各種不適症狀的食材，多半不分季節、在一般超市就能輕鬆買到。

只要將以下食材自然融入平日的三餐，就能有效改善身體健康。**覺得身體不舒服或忙碌時，只要利用切好的生菜或冷凍南瓜、水煮芋頭、蛤蜊等準備三餐，省時又方便。身體感到不適時要盡快解決，是減肥持續與成功的關鍵。**

改善「虛寒怕冷」 促進血液循環、讓身體暖和的食材

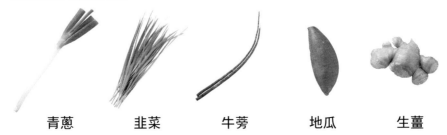

| 青蔥 | 韭菜 | 牛蒡 | 地瓜 | 生薑 |

消除便秘 利用食物纖維及oligo寡糖，改善排便的食材

菇類

南瓜

豆類

洋蔥

改善水腫 利用鉀及海藻酸鈉，排出多餘鹽分的食材

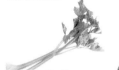
玉米

芋頭

馬鈴薯

蓮藕

紓緩壓力 讓精神安定、消除煩躁情緒的食材

芹菜

水菜

白色花椰菜

檸檬

改善女性身體不適 能紓緩女性特有症狀的食材

油菜

羊栖菜

海苔

蛤蜊

恢復疲勞 能幫助消化、恢復體力的食材

梅乾

白蘿蔔

山芋

鯛魚

消除失眠 安定精神、促進睡眠的食材

美生菜

豆漿

茼蒿

扇貝

香蕉

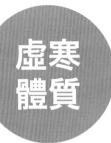

虛寒體質

造成虛寒體質的主因是「血液循環不好」。身體的內臟溫度低，基礎代謝也會跟著下降，毒素及老廢物質便會囤積在體內，變成「難瘦體質」。生薑、紅辣椒、蔥類，以及能提高代謝力的大豆製品，都能有效促進血液循環。下腹部（肚臍以下）容易受寒的人更要注意，長期累積的脂肪會讓全身的血液循環變得更差。

高纖輕食

關東煮排毒餐

利用芋類的食物纖維排毒，並搭配促進血液循環的青蔥及韭菜沾醬，可以讓身體由內而外暖和起來。

▼青蔥醬油沾醬

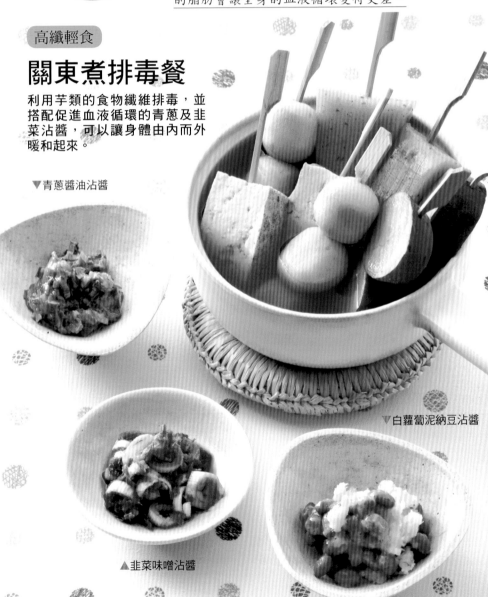

▼白蘿蔔泥納豆沾醬

▲韭菜味噌沾醬

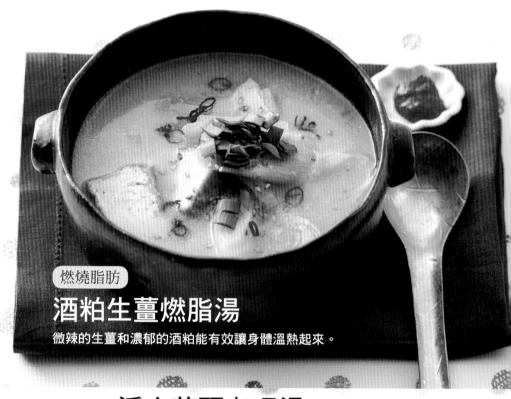

酒粕生薑燃脂湯

微辣的生薑和濃郁的酒粕能有效讓身體溫熱起來。

活血芋頭咖哩湯

咖哩粉和辣椒可以讓身體變得暖呼呼！燃燒脂肪的效果也很卓愈！

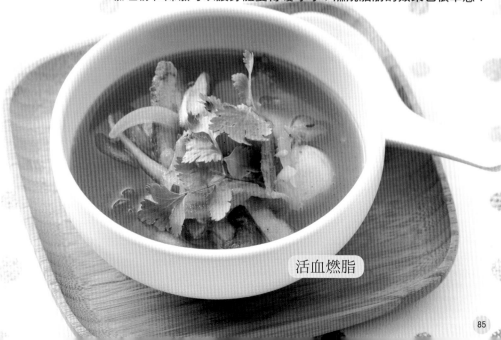

★ 關東煮排毒餐

材料（2餐份）
蒟蒻（洗去黏液、切小塊）……1/2 片
烤豆腐（切成2立方公分）……1/2 塊
芋頭（削皮）……小的6個＊
地瓜……4個
〈高湯〉
鰹魚昆布高湯……400ml ＊＊
味霖、醬油……各2小匙
〈青蔥醬油沾醬〉
青蔥（切細末）……10cm
柴魚……5g
醬油……2小匙

〈韭菜味噌沾醬〉
味噌……1大匙
蜂蜜……1/2 大匙
韭菜（切成5公分長）……1根
〈白蘿蔔泥納豆沾醬〉
白蘿蔔泥（瀝乾水分）……1大匙
納豆……1/2 包
納豆沾醬……1包
醋……少許
＊也可使用冷凍品。
＊＊可用和風高湯之素2/3小匙＋水400ml混合代替。

★ 酒粕生薑燃脂湯

材料
油豆腐（切成一口大小）……1/2 片
青蔥（斜切成4公分長）……1根
白蘿蔔（切成短片狀）……30g
韭菜（切成4公分長）……2根
A ｜ 青蔥油（參112頁）……2小匙＊
　｜ 鹽……1小撮
　｜ 水……3大匙
〈高湯〉
鰹魚昆布高湯……400ml ＊＊
生薑泥……2小匙
B ｜ 酒粕……20g
　｜ 味噌……1大匙
依個人喜好添加豆瓣醬……1/2 小匙
〈裝飾用〉
韭菜（切成5公分長）……1根
紅辣椒（切細段）、白芝麻……各少許
＊可用5公分青蔥切絲＋2小匙麻油代替。
＊＊可用和風高湯之素（鰹魚、昆布）1小匙
＋水400ml代替。

準備工作
‧用熱水淋油豆腐，洗去表面的油。
‧酒粕裝進耐熱容器後，用保鮮膜密封，放進微波爐中加熱1分鐘使其變軟。
作法
1 將青蔥、油豆腐、白蘿蔔、A放進鍋子裡，蓋上鍋蓋大火水炒3分鐘。
2 將〈高湯〉加入1中，蓋上鍋蓋以稍大的小火燉煮4分鐘，再加入韭菜，並溶解B調味。加入豆瓣醬後裝進容器中，以韭菜、紅辣椒、白芝麻裝飾。

◎酒粕依種類會有不同的味道，可依各人喜好酌量添加。

準備工作

· 在蒟蒻表面劃出格子狀刀痕，讓味道更容易滲入。

· 撒少許鹽在芋頭、地瓜上，分別放進耐熱容器中，並用保鮮膜密封，各自用微波爐加熱2分鐘使其變軟。

· 將沾醬的材料混合備用。

作法

1 用竹籤分別串起各食材。

2 將〈高湯〉放進較大的鍋子中，蓋上鍋蓋後轉大火煮開，再放入1轉小火燉煮8～10分鐘左右，讓全部食材入味。

◎忙碌時可以連同隔天的份一起做好，一部分先放進冰箱冷藏保存，隔天要吃時再將食物加熱即可。

★ 活血芋頭咖哩湯

材料

芋頭（削皮）……小的4個＊

牛蒡（刨絲）……1/3 根

洋蔥（切薄片）……1/4 個

蕃茄（切丁）……1/2 個

〈高湯〉

　蔬菜高湯之素……1小匙

　水……250ml

　咖哩粉……1小匙

A ｜ 大蒜油（參112頁）……1小匙＊＊
　　生薑油（參112頁）……1小匙＊＊＊
　　孜然粉……1/2 小匙

B ｜ 鹽……1小撮
　　水……3大匙
　　紅辣椒（切小塊）……1/2 條
　　醬油……少許
　　香菜……少許

準備工作

在芋頭上撒上少許的鹽，裝進耐熱容器並用保鮮膜封住，放進微波爐中加熱約2分鐘使其變軟。

作法

1 將A放進鍋中轉小火加熱，等孜然散發出香味後，就將洋蔥、牛蒡、B倒入鍋中，蓋上鍋蓋轉大火水炒約3分鐘。

2 將蕃茄、芋頭、〈高湯〉加入1中，蓋上鍋蓋轉小火燉煮10分鐘，等牛蒡變軟後，加入醬油調味。最後倒進碗中，以香菜裝飾。

＊也可使用冷凍品
＊＊可用大蒜泥1/2小匙＋1小匙芝麻油替代。
＊＊＊可用生薑泥1/2小匙＋1小匙芝麻油混合替代。

便秘是指消化不良使腸道內腐敗菌滋生，讓腸道變污穢的狀態。若想改善腸道環境可以多攝取下列食物：❶食物纖維→增加排便量、提高腸胃蠕動、❷多喝水→調整糞便硬度、❸攝取優質油→使糞便容易通過腸道、❹乳酸菌→具有整腸作用、❺寡糖→增加腸道好菌。

菇菇高纖湯

加入多種菇類的美味湯品。菇類的食物纖維含量豐富，能促進腸道蠕動、改善排便。

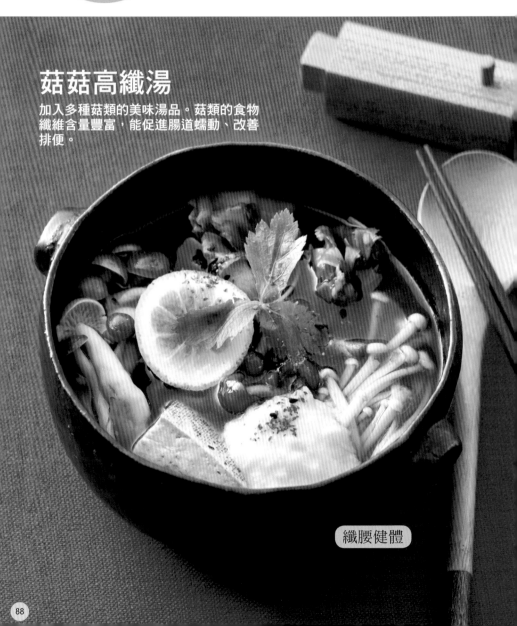

纖腰健體

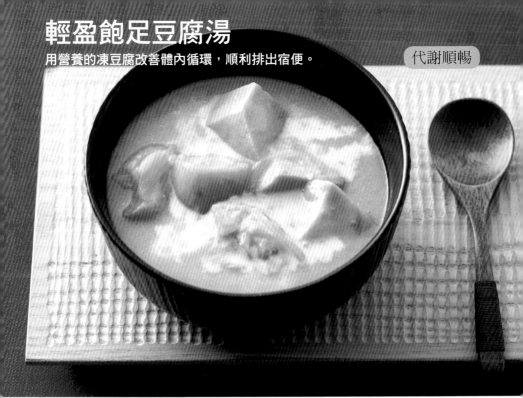

輕盈飽足豆腐湯

用營養的凍豆腐改善體內循環，順利排出宿便。

代謝順暢

椰汁南瓜消化湯

帶著淡淡甜味的奶油湯品，兼顧美味與健康。利用食物纖維替腸道大掃除。

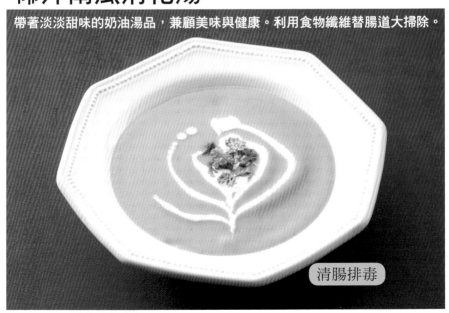

清腸排毒

★ 菇菇高纖湯

材料

喜歡的菇類（鴻禧菇、朴蕈、滑菇等）……共200g

烤豆腐（切成一口大小）……1/4塊

山芋（磨泥）……3cm（50g）

生薑油（參112頁）＊

〈高湯〉

鰹魚昆布高湯……300ml＊＊

酒、醬油、味霖……各1小匙

醋橙（切片）……1片

鴨兒芹……少許

七味辣椒粉……少許

＊可用生薑泥1/2小匙＋1小匙芝麻油替代。

＊＊可用和風高湯之素1小匙＋水300ml混合代替。

作法

1 將菇類（滑菇除外）除去蒂頭後，切成方便食用的大小。

2 將〈高湯〉倒入鍋中大火煮開，再加入生薑油、菇類（滑菇、朴蕈除外）蓋上鍋蓋，轉稍大的小火燉煮4分鐘。

3 將烤豆腐、滑菇、朴蕈加入2中，等菇類變軟後關火，加入山芋泥。起鍋倒進碗中，以醋橙、鴨兒芹裝飾，再撒上七味辣椒粉。

★ 輕盈飽足豆腐湯

材料

凍豆腐……2塊

白菜（大致切段）……1片

麵麩……3個

A｜生薑油（參112頁）……1大匙＊

　｜鹽……1小撮

　｜水……2大匙

鰹魚昆布高湯……400ml＊＊

味噌……1大匙

無糖豆漿……50ml

太白粉水……大白粉1/2大匙＋水1/2大匙

＊可用生薑泥1 1/2小匙＋1大匙芝麻油替代。

＊＊可用和風高湯之素1小匙＋水400ml混合代替。

準備工作

將凍豆腐泡水10分鐘，使其軟化。用流動的水清洗3～4次，斜切成四等分。

作法

1 在鍋子裡放入白菜、A，蓋上鍋蓋以大火加熱2分鐘。

2 將凍豆腐、麵麩加入1中，蓋上鍋蓋轉小火燉煮8分鐘。

3 等凍豆腐滲出汁後，溶解味噌加入鍋中，再淋上太白粉水，以木杓仔細攪拌勾芡。倒入豆漿後輕輕攪拌所有食材，快沸騰前關火。

◎想讓味道更順口，可倒入碗裡後再加豆漿混合。

★椰汁南瓜消化湯

材料

南瓜（只取瓜肉、切薄片）……150g＊
洋蔥（切薄片）……¹/₅ 個
白味噌……1大匙
水……150ml
椰奶……2大匙
杏仁（弄碎）……2粒
山蘿蔔……少許
＊也可用冷凍品。

作法

1 將南瓜及洋蔥一起放進耐熱容器中，用保鮮膜密封後，放進微波爐加熱3分鐘，使其變軟。

2 將1、白味噌、足量的水放進調理機中，攪拌成滑順的液狀。

3 將2倒進碗中、淋上椰奶，並用杏仁、山蘿蔔裝飾。

◎可依個人喜好添加南瓜皮。
◎白味噌依種類有不同的甜味，請依個人喜好酌量添加。

消除便秘的推薦食材
改善排便的好幫手

菇類（含 β-多糖體）……非水溶性食物纖維。內含營養有提高免疫力的效果。

南瓜（含果膠）……水溶性食物纖維。南瓜吸水後會膨脹，能吸附體內毒素及有害物質後排出。蘋果、柑橘類的果皮亦含有果膠。

豆類（含木質素）……非水溶性食物纖維，能增加排便量改善排便狀態。草莓、覆盆子等莓類，以及可可豆等都含有木質素。

洋蔥（含寡糖）……能增加腸道比菲德氏菌等好菌，改善腸道環境。大豆及香蕉內也含有寡糖。

\ 喝這個，瘦身效果也很棒！/

順暢果汁

高纖水果優酪乳

充滿食物纖維，可以增加排便量，提升腸道蠕動。只要喝一杯就能讓腸道變得乾乾淨淨。

材料

香蕉……¹/₃ 根（30g）
蘋果……¹/₂ 個（100g）
無花果乾……2個
原味優酪乳……100ml

作法

1 將香蕉剝皮、蘋果削皮後，切成一口大小。

2 將所有食材放進調理機後，打成濃稠的液狀即完成。

當新陳代謝變差，老廢物質囤積在體內時，就會引發水腫。成年女性每天標準的鹽分攝取量為7.5g以下，只要高於這個數值，身體就會為了稀釋鹽分囤積大量水分，引發水腫。玉米及馬鈴薯含有可利尿的鉀、芋頭能提高水分代謝力，這些食材都能有效消除水腫。

消腫玉米穀物粥

藉由營養超群的多穀物與玉米含的鉀，從根本改善水腫。

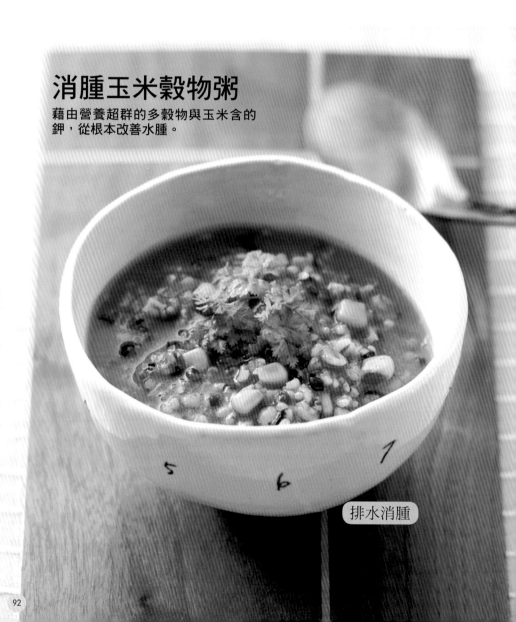

排水消腫

芋丸海苔代謝湯

芋頭與海苔是鉀的寶庫，能改善體內循環，消除水腫。

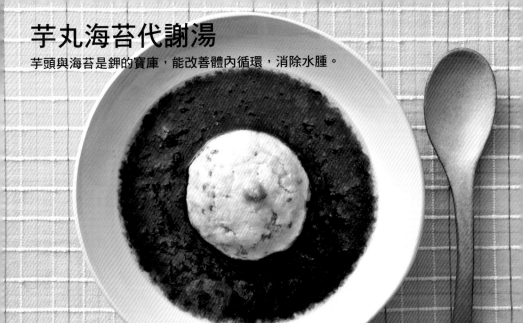

提升代謝

去脂烏龍薯藕湯

含有鉀的馬鈴薯與蓮藕，可以提升水分代謝力。烏龍茶能促進脂肪分解。

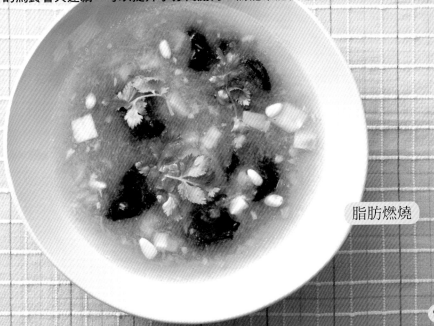

脂肪燃燒

★ 消腫玉米穀物粥

材料

玉米粒……100g＊
多穀物……1/2 杯
洋蔥（切薄片）……1/2 個
生薑油（參112頁）……2小匙＊＊
鹽……1小匙
水……400ml
山蘿蔔……少許

＊可用玉米罐頭。
＊＊可用生薑泥1小匙＋2小匙芝麻油替代。

作法

1 在鍋子倒進生薑油，以小火將洋蔥炒至變軟。

2 將玉米、多穀物加入1中翻炒至，均勻混合所有食材，加入鹽和足量的水，蓋上鍋蓋轉小火燉煮30分鐘，直到多穀物變軟。起鍋倒進碗中，以山蘿蔔裝飾。

★ 芋丸海苔代謝湯

材料

芋頭（去皮）……小的4個＊
葛粉或太白粉……1小匙
炒過的白芝麻……1小匙
市售海苔醬……2小匙
鹽、胡椒……各少許

〈高湯〉
　鰹魚昆布高湯……150ml＊＊
　醬油……1/2 小匙
　紅糖、鹽……各1撮

板海苔（生海苔）……1/2 片
生薑油（參112頁）……1小匙＊＊＊
芥末醬……1/3 小匙

＊也可使用冷凍品。
＊＊可用和風高湯之素1/2 小匙＋水150ml混合代替。
＊＊＊可用生薑泥1/2 小匙＋1小匙芝麻油混合替代。

作法

1 取少許鹽撒在芋頭上，放進耐熱容器中以保鮮膜密封，用微波爐加熱2分鐘，讓芋頭變軟。

2 將1壓成泥狀，加入葛粉、炒過的白芝麻、鹽、胡椒混合，並在正中央包入海苔醬，捏成丸子狀。以保鮮膜封住後用毛巾包住扭轉，再放進微波爐中加熱。

3 將〈高湯〉放進鍋子中轉中火煮開，切碎板海苔放進鍋中煮至化開。

4 將生薑油倒入另一個鍋子開中火，等冒出香氣後放入2的芋頭丸子，稍微煎一下表面。起鍋把食物倒到碗裡，將3倒在芋頭丸子周圍，以芥末醬裝飾。

★ 去脂烏龍薯藕湯

材料

馬鈴薯（去皮）……小的1個
蓮藕（切成1立方公分）……30g
木耳（泡水後切成一口大小）……3片
烏龍茶葉……1小匙
大蒜油（參112頁）……1小匙＊
生薑油（參112頁）……1小匙＊＊
〈高湯〉
　雞骨高湯之素……1小匙
　水……300ml
鹽……少許
香菜、松子……各少許
＊可用大蒜泥¹/₂小匙＋1小匙芝麻油替代。
＊＊可用生薑泥¹/₂小匙＋1小匙芝麻油替代。

準備工作

將烏龍茶葉放進茶葉專用袋中。

作法

1　將大蒜油、生薑油倒入鍋中開小火，
　等冒出香味後，再加入蓮藕、木耳、
　〈高湯〉，轉強火煮沸。

2　將烏龍茶葉放進1煮20～30秒後取
　出。

3　將1轉小火，一邊在鍋子上方用磨泥
　器加馬鈴薯泥，一邊慢慢攪拌食材，
　直到馬鈴薯泥呈半透明狀後，加鹽調
　味。途中若出現雜渣要撈掉。最後起
　鍋倒進碗中，以香菜、松子裝飾。

◎烏龍茶煮太久容易產生苦味，所以湯裡有
融入烏龍茶香跟甘味就可取出。

有效改善水腫的推薦食材

利用鉀及海藻酸鈉排出多餘鹽分的食材

玉米、芋頭、馬鈴薯、蓮藕、多穀物（鉀）……維持細胞膜滲透壓，將多餘的鈉排出體外。
海苔（海藻酸鈉）……水溶性食物纖維。進入體內後會與鉀分離，另在腸道內與鈉結合一同排出體外。分離出來的鉀則會排出血液中的鈉。維持兩者平衡，控制身體水分的代謝。

\ 喝這個，瘦身效果也很棒！/

改善水腫果汁

窈窕綠野女神

微苦的巴西利與哈密瓜的甜味相互襯托，不僅美味、還含有豐富的鉀，能排出體內多餘的水分。

材料

哈密瓜……200g
巴西利……1枝（20g）

作法

1　將哈密瓜削皮去籽後，切成一口大小。

2　將1和巴西利放進調理機後打成清爽的液狀。

紓緩壓力

人在承受壓力時，神經的傳達機能會降低，感到煩躁，其中自律神經紊亂也會使腸道活動變遲鈍。另外，慢性壓力也會增強食慾、造成過度飲食。此時要多補充有精神安定成分的巴西利，以及含有大量維他命C的白色花椰菜及柑橘類，能消除煩躁情緒、補充鈣質。

芹菜蛤蜊紓壓湯

芹菜和甘甜的蛤蜊可以安定精神，
讓疲憊的身心獲得療癒。

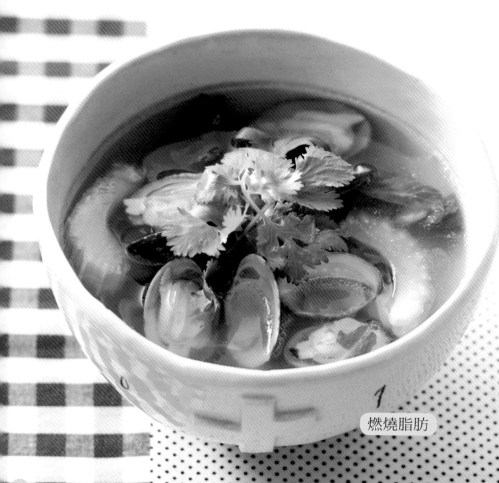

燃燒脂肪

檸檬花椰菜低卡濃湯

白色花椰菜的維他命C有顯著的抗壓力功效，用溫柔的滋味撫慰身心。

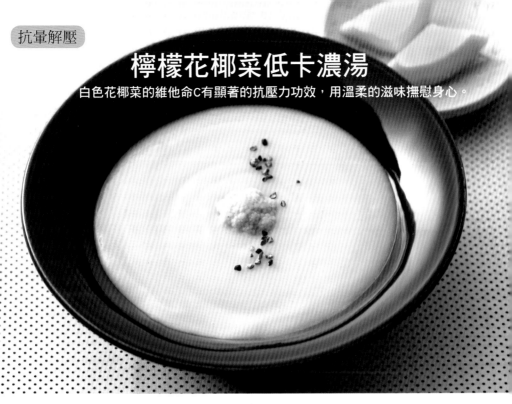

魩仔魚安神元氣湯

消除煩躁

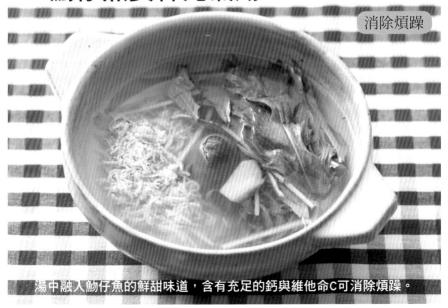

湯中融入魩仔魚的鮮甜味道，含有充足的鈣與維他命C可消除煩躁。

★芹菜蛤蜊紓壓湯

材料

蛤蜊（吐完沙）……300g
芹菜（斜切）……1根
喜好蔬菜（切成一口大小）……1片
大蒜油（參112頁）……2小匙＊
紅辣椒（切細段）……1/2 條
〈高湯〉
　水……400ml
　酒……2大匙
　魚露……1大匙
　鹽……少許
香菜……1把
＊可用大蒜泥1小匙＋2小匙芝麻油替代。

作法

1 將大蒜油、紅辣椒放進鍋中開小火，等到香味冒出後加入蛤蜊翻炒。

2 蛤蜊殼翻炒沾油變得有光澤時，加入〈高湯〉並蓋上鍋蓋，等煮開後撈除雜渣。再加入芹菜、蔬菜稍微煮一下。倒進碗中，以香菜裝飾。

【讓蛤蜊吐沙的小妙招】

把蛤蜊浸泡在50℃熱水（熱水：水＝1：1）中4～5分鐘，再用溫水搓洗3～4次。如果溫度適中，蛤蜊就會開口吐沙了。

★檸檬花椰菜低卡濃湯

材料

白色花椰菜（切成粗丁）……3大朵
馬鈴薯（削皮後切成粗丁）……小的1/2 個
洋蔥（切成粗丁）……1/3 個
熱水……100ml
無糖豆漿……2大匙
鹽、黑胡椒……各少許
檸檬汁……少許
〈裝飾用〉
　白色花椰菜……1/2 朵
　檸檬……1/8 個

作法

1 將白色花椰菜（連同裝飾用的）、馬鈴薯、洋蔥放進同一個耐熱容器中，以保鮮膜密封，用微波爐加熱2分鐘。

2 將1除了〈裝飾用〉材料外，連同熱水、鹽、胡椒放進調理機中，打成滑順的液狀。

3 在2中加入豆漿、檸檬汁攪拌均勻。最後倒入湯碗，以白色花椰菜、黑胡椒裝飾，擺上對切的檸檬。

★魩仔魚安神元氣湯

材料

魩仔魚……1/4杯（15g）
水菜（切成4公分長）……3根
〈昆布高湯〉＊
　昆布（長寬5公分）……1片
　水……200ml
生薑（切薄片）……1/2瓣
梅乾……1個
醬油……少許

＊可用和風高湯之素（鰹魚、昆布）1/3小匙＋水200ml代替。

作法

1 將昆布跟足量的水放進耐熱容器中，用保鮮膜封住後，放進微波爐加熱1分30秒，然後取出昆布。
2 將1的昆布高湯和生薑、梅乾放進鍋中，蓋上鍋蓋轉中火。等沸騰後放進魩仔魚、水菜，並加入醬油調味。

紓緩壓力的推薦食材

讓精神安定、消除煩躁情緒不再失控暴食

芹菜（芹菜甙）……香氣成分有安定精神的作用。

水菜（鈣）……能消除煩躁感使精神穩定。

白色花椰菜（維他命C）……壓力過大會大量消耗維他命C，因此補充維他命C具有紓緩壓力的效果，同時也能除去伴隨壓力產生的活性氧。

檸檬（檸烯）……柑橘類含有眾多香氣成分，能讓精神放鬆。

＼喝這個，瘦身效果也很棒！／

紓緩壓力果汁

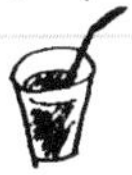

閃亮芹菜汁

青蘋果的香味和芹菜特有的馨香成分芹菜甙能消除煩躁感，味道十分清爽。

材料

芹菜……1/4根（30g）
青蘋果……1/2個（100g）
萊姆……1/8個
水……100ml

作法

1 將芹菜、青蘋果切成一口大小。
2 將萊姆以外的材料放進調理機打攪，最後加入萊姆汁。

女性荷爾蒙分泌失調，會引起生理不順及虛寒畏冷、水腫、煩躁等症狀，進而使代謝力下降、難以瘦身。想改善這些症狀，必須補充與女性荷爾蒙有類似功效的「大豆異黃酮」。也可針對以下症狀多補充其他食物：❶虛寒畏冷：多攝取會產生熱能的蔥類或含有牛磺酸的蛤蜊、❷貧血：補充含有鐵質的羊栖菜、❸骨質疏鬆：補充含有鈣質的小魚乾等食物。

暖身活血鮮蔬湯

利用青蔥、生薑、大蒜三大辛香蔬菜
讓身體變暖，從根本改善身體不適。

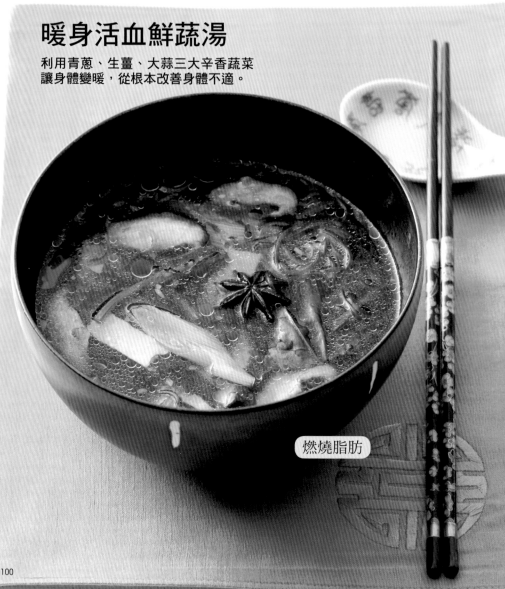

燃燒脂肪

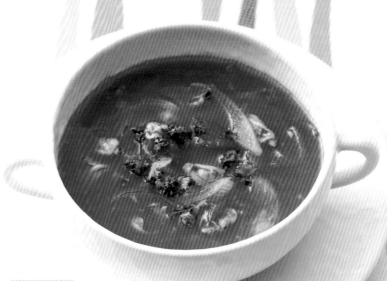

預防老化

番茄蛤蜊美容湯

蛤蜊的維他命B_{12}能預防貧血。番茄具有抗氧化作用，可以有效防止老化。

羊栖菜味噌補血湯

羊栖菜的鐵及和鈣質能強化骨骼，預防貧血及骨質疏鬆症。

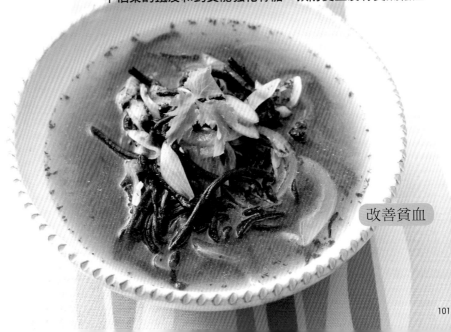

改善貧血

★ 暖身活血鮮蔬湯

材料

油菜（大致切段）……2株（50g）
青蔥（斜切段）……10cm
鮮香菇（切細絲）……2朵
乾燥冬粉……15g
豆腐（切小丁）……1/2塊
A │ 大蒜油（參112頁）……1小匙＊
　│ 生薑油（參112頁）……1小匙＊＊
〈高湯〉
　水……400ml
　八角……1個
　蠔油……1大匙
　醬油……2小匙
　鹽……少許
辣油……1小匙

＊可用大蒜泥1/2小匙＋1小匙芝麻油替代。
＊＊可用生薑泥1/2小匙＋1小匙芝麻油替代。

作法

1 將A和青蔥放進鍋中，開小火仔細翻炒。等香味冒出後加入油菜、鮮香
2 菇、冬粉、豆腐及〈高湯〉，蓋上鍋蓋煮3分鐘，使冬粉變軟。起鍋倒入碗中，淋上辣油。

★ 番茄蛤蜊美容湯

材料

水煮蛤蜊罐頭……1罐（40g）
洋蔥（切細絲）……1/4個
生薑油（參112頁）……2小匙＊
〈高湯〉
　蔬菜湯之素……1小匙
　水……200ml
　水煮番茄罐頭（切粗丁狀）……1/2罐
　（約200g）
　砂糖……1/2小匙
鹽……少許
巴西利（切小丁）……少許

＊可用生薑泥1小匙＋2小匙芝麻油替代。

作法

1 將生薑油倒入鍋中開小火，等冒出香味再加入洋蔥翻炒。
2 洋蔥炒至變軟後，倒入〈高湯〉及蛤蜊（連同湯汁）。蓋上鍋蓋轉小火燉煮4分鐘，加入鹽、胡椒調味。倒入湯碗，以巴西利裝飾。

★ 羊栖菜味噌補血湯

材料

乾燥羊栖菜（加水泡發）……6g

洋蔥（切薄片）……1/3個

蒟蒻絲（洗去黏液）……30g

A｜生薑油（參112頁）……2小匙＊
｜鹽……1小撮
｜水……2大匙

〈高湯〉

　雞骨湯之素……2小匙

　水……200ml

梅漬紫蘇粉……1/2小匙

生薑（切薄片）……2片

鴨兒芹……少許

＊可用生薑泥1小匙＋2小匙芝麻油替代。

作法

1 將洋蔥、羊栖菜、A放進鍋中，蓋上鍋蓋後開大火水炒2分鐘。

2 將〈高湯〉、蒟蒻絲放進1中，蓋上鍋蓋煮開後，放入梅漬紫蘇粉調味。起鍋倒入容器，以生薑、鴨兒芹裝飾。

◎在洗去蒟蒻絲黏液時，可以在鍋中倒入高度蓋過蒟蒻絲的水，轉中火煮開後以篩子撈起。如果蒟蒻絲太長，可切成容易食用的長度。

改善女性身體不適的推薦食材

永遠天生麗質
擁有窈窕美體！

油菜（鈣）……使骨骼強健，預防骨質疏鬆症。

羊栖菜（鐵質）……合成血液內含的血紅素，預防貧血。

海苔（葉酸）……有助於紅血球的合成，預防貧血。是細胞分裂不可或缺的成分，準備懷孕或孕期中的女性特別需要。

蛤蜊（維他命B$_{12}$、鐵質）……具有造血作用，能預防貧血。另外，蛤蜊的牛磺酸也有預防貧血的功效。

\ 喝這個，瘦身效果也很棒！/

　增添女性魅力　

女力果汁

甘甜微苦的營養補給果汁。藉由黑棗的鐵質、油菜的鈣質提升女性元氣。

材料

油菜……1株（30g）

蘋果……1/4個（50g）

黑棗乾……2個

水……100ml

作法

1 將油菜大致切段，蘋果切成一口大小。

2 將所有食材放進調理機後打成滑順的液狀。

為了減肥而限制卡路里或偏食，造成身體必要營養素不足時，免疫力就會下降，人也會容易疲勞或感冒。不妨多吃鯛魚及明太子，吸收強化黏膜功效的維他命B群。或是食用滋養效果高的山芋、含有檸檬酸的梅子等食物，也有調整體質的效果。

鮮美鯛魚蘋果湯

營養豐富的鯛魚搭配酸酸甜甜的蘋果非常美味，加醋調味則能增強改善體質效果。

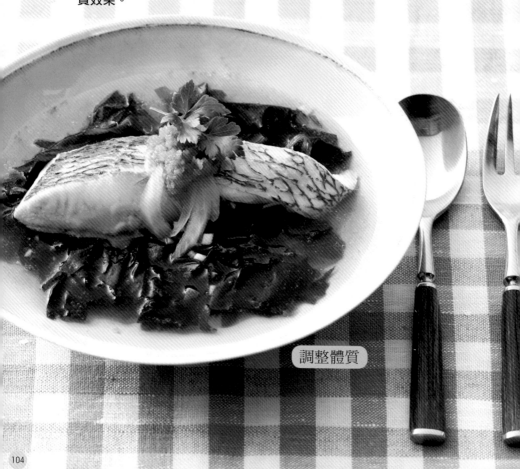

調整體質

梅子蘿蔔消化湯

促進胃液分泌的白蘿蔔和梅子的檸檬酸能幫助消化、恢復元氣。

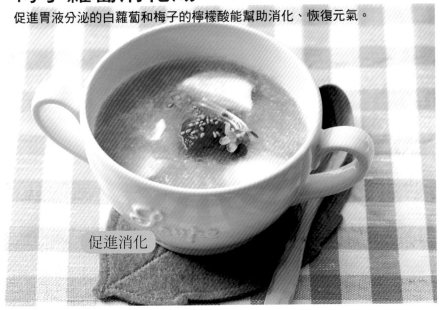

促進消化

山芋明太子濃湯

滋養效果高的山芋讓人元氣十足！明太子的菸鹼酸及辣椒素，能提升代謝力。

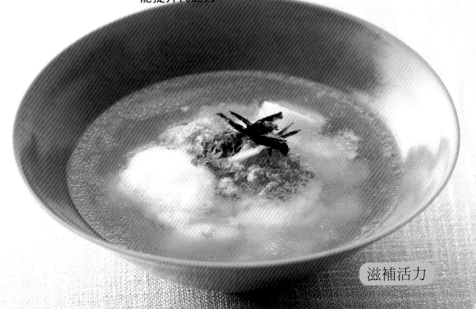

滋補活力

★ 鮮美鯛魚蘋果湯

材料

鯛魚……1塊（切片）

乾燥海帶芽……4g

洋蔥、蘋果（切小丁）……各1大匙

生薑油（參112頁）……1小匙＊

〈昆布高湯〉＊＊

　　昆布（長寬5公分）……1片

　　水……200ml

〈蘋果沾醬〉

　　蘋果泥……1大匙

　　蘋果醋（其他的醋也可）、醬油……各

　　¹/₂大匙

〈裝飾用〉

　　洋蔥（切薄片）……¹/₈個

＊可用生薑泥¹/₂小匙＋1小匙芝麻油替代。

＊＊可用和風高湯之素（昆布）¹/₃小匙＋水200ml代替

準備工作

‧將海帶芽用水泡發，然後瀝乾水分。

‧將〈蘋果沾醬〉的材料混合備用。

‧用鹽撒在鯛魚上靜置片刻後，瀝乾冒出來的水分後，撒上太白粉輕輕拍打。

作法

1　在耐熱容器中依序放入生薑油、海帶芽、洋蔥、蘋果、鯛魚，以保鮮膜密封後，放進微波爐內加熱1分30秒～2分鐘。

2　將昆布及足量的水倒進另一個耐熱容器，並以保鮮膜封住，用微波爐加熱1分30秒，接著取出昆布。

3　將1放進碗中，用熱昆布高湯淋在鯛魚上直至湯面蓋過鯛魚。接著放上裝飾用的洋蔥、〈蘋果沾醬〉，再用義大利巴西利裝飾。

◎去除魚腥味的方法：先將魚肉浸在50℃的熱水（熱水：水＝1：1）中，邊抖動邊清洗2～3分鐘。

◎除了鯛魚外，也可用鰈魚或鱈魚等白肉魚代替。

★ 梅子蘿蔔消化湯

材料

白蘿蔔（磨泥）……4cm（100g）

豆腐……100g＊

梅乾……1個

生薑油（參112頁）……1小匙＊＊

水……200ml

醬油、太白粉……各1小匙

〈裝飾用〉

　　白蘿蔔苗、白芝麻……各少許

＊可用絹豆腐代替。

＊＊可用生薑泥¹/₂小匙＋1小匙芝麻油替代。

作法

1　將豆腐以及〈裝飾用〉以外的食材全放進鍋中混合。

2　將1用大火煮滾，加入豆腐後關火。倒進碗中，以白蘿蔔苗和白芝麻裝飾。

★山芋明太子濃湯

材料

山芋……9cm（150g）

明太子（隨意切）……30g

生薑油（參112頁）……2小匙＊

鰹魚及昆布高湯……200ml＊＊

淡味醬油……2小匙

青紫蘇（切絲）、生薑（切絲）、海苔絲……各少許

＊可用生薑泥1小匙＋2小匙芝麻油替代。

＊＊可用和風高湯之素2/3小匙＋水200ml混合代替。

作法

1 將山芋削皮，一半磨成泥狀、一半切成輪狀。

2 將生薑油倒入鍋中開小火，等冒出香味後加入切成輪狀的山芋，煎至兩面上色。

3 將高湯加入2中，蓋上鍋蓋轉大火，等煮沸後加入山芋泥、明太子、淡味醬油煮開。倒入碗中，以青紫蘇、生薑、海苔絲裝飾。

消除疲勞的推薦食材

讓食物幫你恢復體力
天天都有好氣色！

梅乾（檸檬酸）……促進酸性物質分解，消除疲勞。

白蘿蔔（澱粉酶、蛋白酶、解脂酶）……澱粉酶有促進澱粉分解的作用，蛋白酶能促進分解蛋白質，解脂酶能促進脂肪分解，可以強化胃部活動。

山芋（黏蛋白）……能保護胃壁修復黏膜並增強體力。

鯛魚（維他命B₁）……促進糖分代謝轉換成能量，預防疲勞。

\ 喝這個，瘦身效果也很棒！/

消除疲勞果汁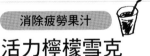

活力檸檬雪克

檸檬的維他命C和生薑的薑辣素能讓身體變暖，擊退感冒。是增加活力的提神果汁。

材料

檸檬……1個（果汁30ml）

水……40～50ml

生薑泥……1小匙

蜂蜜……2小匙

作法

1 將檸檬對半切開，以榨汁機擠出果汁。

2 將所有材料放進碗裡混合後，以篩子過濾。

失眠會妨礙燃燒內臟脂肪的荷爾蒙作用，使人不容易變瘦。多吃內含褪黑激素的胡桃，能調整睡眠循環；而內含甘胺酸的扇貝等，也能幫助入睡，改善失眠。另外，香蕉及大豆製品內含的色胺酸，則能有效安定精神，並製造褪黑激素。

扇貝白菜安眠湯

將溫熱身體的青蔥以及含有甘胺酸的扇貝一起燉煮，喝了可以讓人安穩入睡。

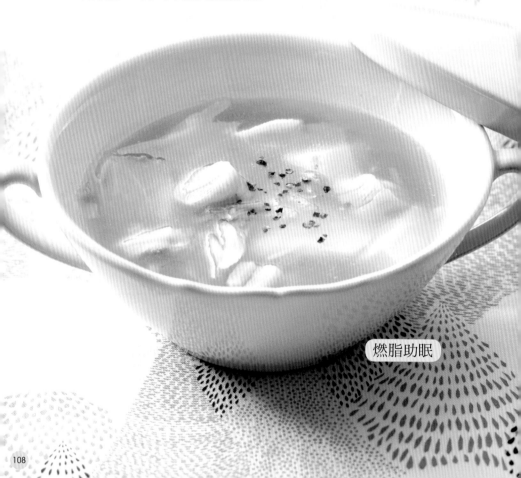

燃脂助眠

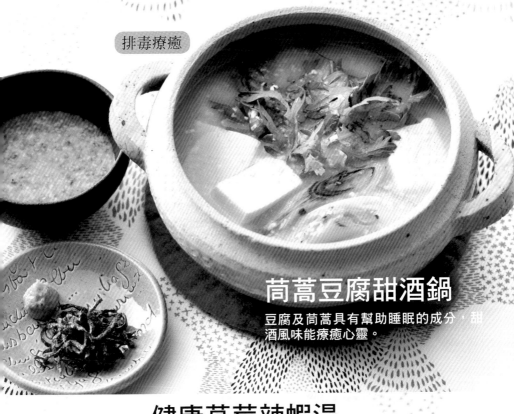

排毒療癒

茼蒿豆腐甜酒鍋

豆腐及茼蒿具有幫助睡眠的成分，甜
酒風味能療癒心靈。

健康萵苣辣蝦湯

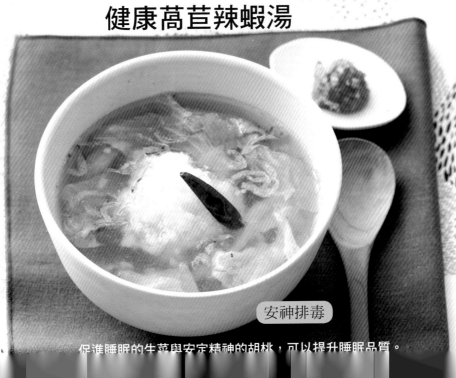

安神排毒

促進睡眠的生菜與安定精神的胡桃，可以提升睡眠品質。

★ 扇貝白菜安眠湯

材料

水煮扇貝貝柱罐頭……1罐（45g）
白菜（大致切過）……2片
絹豆腐（切成一口大小）……½塊
A┃青蔥油（參112頁）……2小匙＊
　┃鹽……1小撮
　┃水……2大匙
〈高湯〉
　雞骨高湯之素……1小匙
　水……400ml
　酒、醬油……各1大匙
太白粉水……大白粉1大匙＋水1大匙
黑胡椒……少許

＊可用5公分的青蔥切絲＋2小匙麻油代替。

作法

1 將白菜、A放進鍋中，蓋上鍋蓋後開大
　火水炒2分鐘。

2 將〈高湯〉、扇貝貝柱（連同湯汁）
　加入1中，蓋上鍋蓋轉大火。煮至沸騰
　後，倒入太白粉水攪拌勾芡。

3 加入豆腐，等豆腐變軟晃動後關火。
　倒入湯碗，撒上黑胡椒。

★ 茼蒿豆腐甜酒鍋

材料

茼蒿（切成4公分長）……4把
豆腐（切成一口大小）……1塊
青蔥（斜切成4公分長）……1根
〈昆布高湯〉＊
　昆布（長寬5公分）……1片
　水……200ml
〈芝麻甜酒沾醬〉
　甜酒（米麴）……200ml
　磨過的白芝麻、胡椒……各½大匙
＊可用和風高湯之素（昆布）⅓小匙＋水200ml
代替。

準備工作

・青蔥用烤箱烤5分鐘至兩面微焦。
・沾醬的材料先混合備用。

作法

1 將昆布跟足量的水放進耐熱容器中，
　以保鮮膜封住，用微波爐加熱1分30
　秒，然後取出昆布。

2 將1和甜酒放進鍋中混合，蓋上鍋蓋後
　轉中火。

3 等2沸騰後，加入豆腐、青蔥，等豆
　腐變軟晃動後加入茼蒿，茼蒿變軟即
　可關火。搭配芝麻甜酒沾醬或柚子胡
　椒、鹽昆布一起吃。

★ 健康萵苣辣蝦湯

材料
生菜（撕成一口大小）……1/4 顆
白蘿蔔……4cm（100g）
乾蝦米……1小匙
生薑油（參112頁）……2小匙 *
　〈高湯〉
　　扇貝之素……2小匙
　　水……200ml
　　紅辣椒……1根
　〈胡桃味噌沾醬〉
　　胡桃……5個
　　味噌……1大匙
　　紅糖……1/2 大匙
＊可用生薑泥1小匙＋2小匙芝麻油替代。

準備工作
・將白蘿蔔用磨泥器磨成泥，再放在篩子
　等器具上自然瀝乾水分。
・胡桃放進塑膠袋內，用桿麵棒等敲碎，
　再跟剩下的沾醬材料混勻。

作法

1　將乾蝦米、生薑油倒進鍋內轉小火，
　　等香味冒出後加入〈高湯〉，再蓋上
　　鍋蓋轉大火。

2　等1煮沸後加入生菜，再次煮沸後加入
　　白蘿蔔泥並關火。倒入碗中，以紅辣
　　椒裝飾。搭配胡桃味噌沾醬食用。

克服失眠的推薦食材

讓精神安定、睡得更香甜
改善長期睡眠障礙

生菜（山萵苣苦素）……能讓精神
放鬆促進安眠。
豆漿（色胺酸）……能製造腦內血
清素，促進幫助睡眠的「褪黑激
素」分泌。
茼蒿（α-蒎烯）……具有獨特的香
味能安定精神。
扇貝（甘胺酸）……穩定睡眠及呼
吸，具有類似助眠的效果。
香蕉（色胺酸、維他命B_6）……攝
取腦內血清素所需的色胺酸與維他
命B_6。

\ 喝這個，瘦身效果也很棒！/

安眠果汁

香蕉可可安眠豆漿

香蕉含有助眠成分，和調整自律
神經的可可亞混合，營養均衡，
適合當點心飲用。

材料
香蕉……1/2 根（50g）
無糖豆漿……100m
可可亞、水……各2小匙
蜂蜜……1~2小匙

作法

1　將香蕉剝皮後切成一口大小。將可
　　可亞、足量的水、香蕉放進塑膠袋
　　中，搓揉至全體變成可可色。

2　將蜂蜜倒進容器中，加入1和豆漿
　　後，邊攪拌邊喝。

◎亦可將所有材料放進調理機中攪拌。

「瘦身燃脂油」入菜好美味！吃飽飽也不變胖！

　　大蒜、生薑、青蔥富含排毒及燃燒脂肪所需的「激瘦能量」！將這些食材泡在油中，能溶出有效成分，攝取後可以提升代謝力，是能大幅提升減肥效果的調味料。

　　另外一方面，蒜、薑、蔥的香氣跟味道會在過程中融入油裡，就算湯品沒加肉類和魚類，也能增添蔬菜湯的美味，讓香氣變得濃郁誘人。只要完成「瘦身燃脂油」，煮湯時就可以省去細炒洋蔥，或用油爆香大蒜等費時的程序。為了讓晚餐燃脂蔬菜湯變得更好喝，非常推薦大家自製「瘦身燃脂油」。

生薑油

大蒜油　　　　青蔥油

材料

大蒜油

　　大蒜……1個（50g）

　　胡麻油……100ml ＊

生薑油

　　生薑……50g

　　胡麻油……100ml ＊

青蔥油

　　青蔥（白色部分）……1根（50g）

　　胡麻油……100ml ＊

＊胡麻油是利用生芝麻碾碎而成的，能提升食材的鮮美滋味。也可用橄欖油等代替。

作法

1　將大蒜一瓣瓣分開後剝除外皮，切小丁。生薑連皮切小丁。青蔥擦乾水分後切小丁。

2　各自裝入煮沸消毒過的保存容器中，倒入胡麻油後仔細混合。

Point

◎為免食材酸化，油品要經常使用。當食材露出油面時，記得另外添加油至覆蓋住食材。

◎用湯匙能自由伸入的廣口瓶保存，使用起來較方便。

◎2～3天後食材沉至瓶底，油上方出現高1公分的澄淨液體時，就是最佳使用時機。

◎冷藏可保存3週，冷凍則可保存1個月。

使用妙招

＊用湯匙舀起油與食材各半的量使用。

＊雖然完成後可以立刻使用，但讓油跟食材浸泡2～3天再用會更好。

＊除了取代平常的調理油外，還可用於湯品或沙拉，不但能讓料理味道更濃郁，還可當成最後提鮮的調味料。

5分鐘做出瘦身燃脂油！
美味晚餐快速上桌！

懶得切大蒜或生薑時，可以買市售的大蒜或生薑泥，與太白胡麻油以1：2的比例仔細混合。

選購切丁調理道具，輕鬆不費力！

可在超市或網路購買快速切丁的調理道具，只要拉動繩子讓刀片轉動，就能輕鬆將蔬菜切丁，煮湯一點都不麻煩！

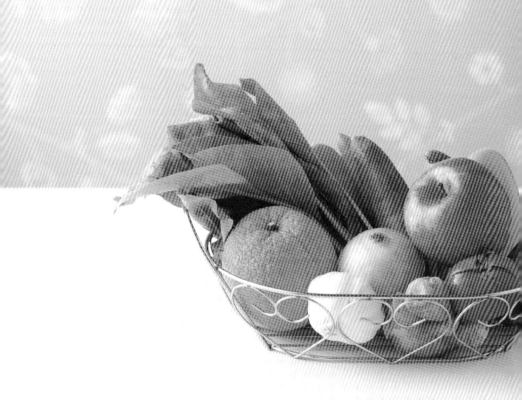

Part 6

回到「理想體重」!
早上喝果汁×晚上喝湯
減肥成功的秘訣

絕不失敗 的果汁瘦身法
給第一次想變瘦的你！

想嘗試「早餐喝果汁X晚餐喝湯」減肥卻擔心是否能持續的人，不妨先挑戰排毒效果可期的一週計畫吧！請先試著實行一週早上喝蔬果汁，中午吃八分飽，晚上在8點前喝蔬菜湯的生活。**開始的前2天可以先吃些好消化又低卡路里的食物，慢慢讓身體習慣，減肥成效會更好。**我最初也是先設定以一個禮拜為目標，以下介紹我當時的瘦身菜單。

我的一週必瘦菜單

週一

早 胡蘿蔔蘋果汁1杯（300ml）

午 生魚片套餐（生魚片、白飯 1/2 碗、生菜沙拉、燉煮物、味噌湯）15：00吃適量堅果

晚 含有大量蔬菜的燃脂湯1碗、豆漿1杯

Point 含大量酵素的生菜沙拉、生魚片能促進消化，提高代謝力。

週二

早 胡蘿蔔葡萄柚汁1杯（300ml）

午 韓式石鍋拌飯（蔬菜、雞蛋、白飯1/2碗，泡菜、烏龍茶1杯）16：30吃甜栗子

晚 含有大量蔬菜的燃脂湯1碗

Point 韓式石鍋拌飯的紅辣椒能燃燒脂肪。

週三

早 蘋果番茄汁1杯（300ml）11：00吃芒果乾

午 溫蔬菜沙拉套餐（根菜類、酪梨、柳橙、蕃茄沙拉、豆子湯、麵包1/2個、洋菜凍）

晚 含有大量蔬菜的燃脂湯1碗、氣泡水

Point 營養豐富的豆類與柑橘的檸檬酸能提升代謝力。

週四	早	鳳梨香蕉油菜汁1杯（300ml）
	午	青花魚味噌套餐（青花魚、海帶芽與豆腐味噌湯、沙拉、燙青菜）
	晚	含有大量蔬菜的燃脂湯1碗、豆漿1杯

Point 青花魚的多元不飽和脂肪酸能減少中性脂肪。

週五	早	蘋果葡萄豆漿1杯（300ml）
	午	蕎麥麵套餐（沾醬蕎麥麵2/3盤、秋葵、納豆、醋漬昆布、沙拉、燉煮羊栖菜）
	晚	含有大量蔬菜的燃脂湯1碗、胡蘿蔔沙拉

Point 藉由納豆和醋漬昆布的酵素能量提高消化力，加速代謝。

週六	早	白蘿蔔蘋果汁1杯（300ml），黑棗乾2顆
	午	含有大量蔬菜的燃脂湯1碗，麵包1/2個
	晚	聚餐（燒酒1杯、燒灸鰹魚片、毛豆、海鮮番茄沙拉、蔬菜棒、涼拌物、天婦羅）

Point 外食儘量避免油脂、肉類，多吃低脂、低卡路里的食物。

週日	早	胡蘿蔔鳳梨汁（加少許醋）1杯
	午	鹹粥與沙拉套餐（粥一碗、香菇、蘑菇、大份生菜沙拉、海藻湯）
	晚	含有大量蔬菜的燃脂湯1碗

Point 控制脂肪與糖分，減少身體負擔，彌補前天因聚餐吃太多。

水果+野菜的 完美組合！
讓脂肪燃燒力衝到最高！

在26～27頁介紹了具有排毒及燃脂效果的蔬菜，**但要進一步提升脂肪燃燒力，「食材的組合」其實相當重要。**在「早餐喝果汁X晚餐喝湯」的生活中，若說午餐的飲食內容是提升減肥效果的關鍵，可是一點都不為過。若相互組合並攝取以下的食材，便能使脂肪燃燒的能量更加提升。不妨多多嘗試各式食材搭配，有效攝取食物營養，健康瘦身！

❶「製造肌肉」的食材

體內最能燃燒脂肪的組織便是「肌肉」。也就是說，肌肉量愈多，脂肪愈容易燃燒。而製造肌肉的材料便是「蛋白質」。為了讓肌肉每天都能慢慢汰換，以便持續燃燒脂肪，就得每天補充蛋白質。另外，**再搭配攝取蛋白質再合成所需的維他命B$_6$、葉酸、鎂等，就能創造有效燃燒脂肪的體質。**不過，蛋白質攝取過度會造成腸道內腐敗，所以魚或肉的一日攝取量以一隻手掌的量為基本。

蛋白質……雞蛋、牛肉、豬肉、雞肉、鮭魚、青花魚、竹莢魚、蛤蜊、納豆、豆腐、豆漿、起司
維他命B$_6$……大蒜、牛肝、鮪魚、鰹魚
鎂……大豆、油豆腐、堅果類、海帶芽、羊栖菜

我的瘦身經驗分享

勉強自己少吃，體重雖然會減輕，但臉、胸部、上臂等肌肉卻會鬆弛，整個人會瘦得很不健康。主要的原因就是肌肉減少了。為了防止肌肉減少，攝取蛋白質是很重要的。

② 「提高代謝」的食材

　　要提升代謝，就必須攝取可以讓吃進肚子裡的營養有效轉變成能量的食物。尤其是維他命B_1會促進「糖分代謝」，維他命B_2會促進「脂肪代謝」，兩者都是代謝不可或缺的營養素。另外，能將營養素轉變為能量的檸檬酸，及促進血液循環讓身體溫熱的辛辣成分，都能有效提升代謝。

維他命B_1……豬肉、鱈魚子、鯛魚、海苔、毛豆、芝麻、乾香菇
維他命B_2……肝臟、鰤魚（青甘魚）、鰈魚、青花魚、納豆、舞菇、蛋
檸檬酸……醋、梅乾、檸檬、葡萄柚、柳橙
辛辣成分……大蒜、生薑、咖哩粉、洋蔥

> **我的瘦身經驗分享** 以上是方便加進燃脂湯裡的食材。每次採買時，記得一起購買雞蛋、納豆和洋蔥，而咖哩粉、大蒜、生薑粉、梅乾、醋則是必備調味料。

③ 「燃燒脂肪」的食材

　　除了促進脂肪代謝的維他命B_2外，能分解膽固醇及中性脂肪的「菸鹼酸」、刺激交感神經使脂肪燃燒的「辣椒素」，以及防止脂肪囤積在內臟的「維他命B_6」也很有效。青魚類含有豐富的DHA能促進燃脂，EPA則具有減少中性脂肪的作用。「牛磺酸」能活化新陳代謝，燃脂效果也很好。

維他命B_2……除了②中含有「維他命B_2」的食材外，還有鰻魚、國王菜（molokheiya）、秋刀魚、酪梨、海苔
維他命B_6……除了①中含有「維他命B_6」的食材外，還有鮭魚、雞胸肉、地瓜、馬鈴薯、胡桃、香蕉、酪梨
菸鹼酸……鱈魚子、鰹魚、青花魚、落花生、菇類
辣椒素……紅辣椒、七味辣椒粉、辣椒醬、柚子胡椒、豆瓣醬
DHA、EPA……鮪魚、鰹魚、竹莢魚、青花魚、秋刀魚、沙丁魚、鰤魚、鰻魚
牛磺酸……海膽、扇貝、蛤蜊、章魚、青花魚、沙丁魚、烏賊、蝦子

> **我的瘦身經驗分享** 只要多吃有燃脂效果的食物，適量地攝取肉類也不用擔心熱量太高。均衡攝取各式各樣的食材，才是瘦得漂亮的先決條件。

減肥湯品 變好喝了！
自製無添加高湯，排毒效果奇佳！

　　用天然食材製成的高湯，能引出食材及湯品的鮮美滋味，讓湯汁香氣濃郁，令人回味無窮。自行熬製的高湯不但能補充天然食材的營養及美味，還因不含添加物等化學物質，能安心飲用。利用「無添加高湯」來煮燃脂湯，會更加提升排毒效果。

◎高湯放冰箱冷藏可保存2～3天。放入製冰器冷凍則可保存2～3週。
◎經常使用的高湯，除了水以外的材料可以用兩倍的份量，要用時再稀釋成兩倍即可。

● 不用燉煮！只要泡冷水一晚就OK的「頂級昆布高湯」

製作昆布高湯只需將昆布泡在水裡一晚就能輕鬆完成。這樣製成的高湯滋味跟一般市售的高湯粉十分不同，尤其推薦。愈是優質的昆布，愈能做出好的高湯。

昆布高湯

適合用來煮蔬菜或魚貝類湯品，能讓食材細微的滋味變得更鮮明。

材料
昆布（5X10公分）……1片
水……500ml

作法
將所有材料放入冷水壺中，放進冰箱冷藏3小時～1個晚上。

香菇昆布高湯

適合用於中式湯品或想讓湯品味道更濃郁時。

材料
昆布（5X10公分）……1片
乾香菇……1個
水……500ml

作法
將所有材料放入冷水壺中，放進冰箱冷藏3小時～1個晚上。

● 保留蔬菜的清甜！擁有溫潤滋味的「西式高湯」

將用剩下的蔬菜加水一起燉煮，就能完成西式高湯了。可以加入蔬菜剩餘部分或表皮、莖部，也可將喜歡的蔬菜加入基本食材中。

基本食材
胡蘿蔔……1根
洋蔥（含皮）……1個
芹菜（莖與葉）……1/2 根
大蒜（含薄皮）……1瓣
黑胡椒粒……3顆
月桂葉……1片
太白胡麻油（也可用油菜籽油、橄欖油）……1小匙
鹽……1小匙　水……1L

作法
1 將胡蘿蔔、洋蔥、芹菜大致切過，大蒜用刀背拍碎。
2 將麻油倒進鍋中輕輕拌炒1。
3 將足量的水、月桂葉、黑胡椒粒、鹽加入2中，蓋上鍋蓋轉大火。待煮開後，轉小火，邊注意是否有咕嚕咕嚕的煮沸聲，邊控制火候熬煮一小時。
4 取出月桂葉，等高湯自然冷卻後以篩子過濾，並倒入有蓋的容器保存。

● 在家煮出「大師級」料理！正統「日式鰹魚昆布高湯」

使用正統的鰹魚昆布高湯，能讓湯品的滋味更上層樓。鮮美的高湯能讓其他調味料減量，用平價的食材就能做出美味的湯品。接下來將介紹無論使用任何食材都不會有雜味，也不會失敗的「鰹魚昆布高湯」製作方式。

材料
柴魚片（花鰹魚）……1把（15～18g）
昆布（長寬8公分）……1片
水……1L（包含後來加入的水100ml）

作法

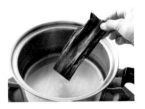

1 將900ml的水和昆布放進鍋中，以稍大的小火烹煮。等昆布浮起。

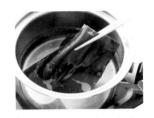

2 昆布邊緣開始冒泡後，在沸騰前取出昆布。

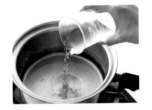

3 關火，倒入100ml的水讓溫度降至90℃。

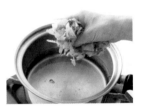

4 將柴魚片加入3中放置2分鐘。（柴魚片不經烹煮，才能做出美味的高湯。）

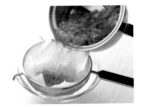

5 將濾紙鋪在篩子上，過濾4。讓高湯自然冷卻後，倒入有蓋容器中保存。

◎昆布煮太久會出現黏液，使高湯有海藻的腥臭味，要多加留意。
◎煮高湯用過的昆布及柴魚片可以切成小塊，下次做佃煮或燉煮物時可以用。
◎建議使用優等的昆布及柴魚片取得的高湯才不會有雜味，也更鮮美。

● 利用微波爐3分鐘快速完成！「自然派昆布高湯」

利用微波爐就能輕鬆完成自然派鰹魚昆布高湯了。忙碌時，這樣做真的很方便省時，請務必嘗試看看。

材料
柴魚片（花鰹魚）……15g
昆布（長寬5公分）……1片
水……400ml

作法
1 將昆布、柴魚片、足量的水倒進耐熱碗中，以保鮮膜封住。

2 將1放進微波爐加熱3分鐘，再用鋪了濾紙的篩子過濾。讓高湯自然冷卻後倒入有蓋容器中保存。

早上喝果汁X晚上喝湯 QA大解答

Q1 持續「早上喝果汁X晚上喝湯」生活，多久見效？

A 改變飲食後的第3天，就會確實感受到排便變順暢，身體也變得輕盈，但依個人的體質、身體狀況、進食時間及份量、次數、生活習慣不同，有些人無法立刻看到成效。**最重要的是，在習慣早上喝果汁X晚上喝湯前，請先試著持續一個禮拜這樣的生活方式。**

　　「改善飲食習慣、創造易瘦體質」是早上喝果汁X晚上喝湯減肥的最終目的。要改變長年來的飲食習慣，是需要時間的。懷抱著「我要擁有健康美麗的人生，所以必須努力改善體質」的想法，就能提起幹勁快樂地持續下去了。

Q2 我有吃早餐的習慣，只喝果汁很容易餓，怎麼辦？

A 蔬菜跟水果打製而成的鮮果汁，含有大量的食物纖維及水分，只要喝1～2杯就會有飽足感。特別是在「排泄時間」的早上，攝取不會對消化造成負擔的食物，以提高排泄力是相當重要的。另外，從前一晚的晚餐到隔天早上大約經過10個小時，**突然攝取大量的食物或碳水化合物，會讓血糖急遽上升，體內胰島素大量分泌使脂肪囤積。**早餐喝好消化的生鮮果汁，才是提高減肥效果的好方法。

Q3 一定要用「調理機」製作果汁嗎？

A 打製果汁的器具除了調理機以外，也可使用果汁機、手持調理機、磨泥器等各種器具。**調理機能將食材完整攪碎，**

可以攝取到果皮及種子、纖維等完整的營養，**因此建議減肥時使用**。另一方面，利用果汁機打成的果汁，喝起來口感較清爽，但珍貴的食物纖維卻因無法利用必須丟棄。

手持調理機雖能不受地點限制隨時使用，但用來攪碎胡蘿蔔等較硬的食材時，就會變成口感粗糙的果汁而難以下嚥。磨泥器用起來雖方便，但耗時又費力，如果每天早上使用，不免會對「喝果汁」生活感到壓力。

Q4 將蔬菜及水果冷凍起來，酵素會不會流失？

A 適合酵素作用的溫度是37℃左右。冷凍是否會破壞酵素，雖因食材及冷凍方式而異，但在冷凍狀態下，酵素功效必定無法完全發揮。**要用冷凍水果打製果汁時，建議多加一些冷藏或常溫的水果混合使用。**特別是香蕉及鳳梨冷凍後，可以用來代替蜂蜜等糖分，同時補充維他命及礦物質，是不可多得的珍寶。為了持續早上喝果汁的生活，活用冷凍食材也是很不錯的方法。

Q5 如果中午只喝蔬菜湯，會不會瘦得更快？

A 晚餐跟午餐都喝蔬菜湯，身體會無法攝取到碳水化合物、蛋白質、脂肪等必需營養素，因而導致營養不足。到頭來只會讓代謝變差，減肥也得不到良好的成效。如果只是短期輕微斷食還無所謂，**但就「改善體質」為目的的長期減肥來說，個人並不推薦。**中午還是建議攝取早晚餐難以攝取到的魚、肉、大豆製品等蛋白質。蛋白質是燃燒脂肪製造肌肉的材料，能讓肌肉增加，持續減肥成效。

Q6 如何選擇「市售湯品」？

A 懶得煮湯時，也可以用市售的湯品代替。建議選擇蔬菜多，低卡路里的湯品。**含有肉類的湯品，在調理過程中容易潛藏惡質的脂肪，而且距離調理完成一段時間後食材也可能酸敗，因此減肥期間最好避免。**

如果是在晚上8點前吃晚餐，建議選擇含有能讓身體變暖的紅辣椒等香辛料，或以味噌製成的湯品。或是選擇常見的洋蔥湯或蛋花湯、海帶芽湯，只要加入辣油或醋，就立刻變身為燃燒脂肪的酸辣湯品了。若再加入切好的洋蔥、胡椒粉或大蒜，燃燒脂肪的效果更好；也可加入高蛋白、低卡路里又好消化的豆腐，吃起來有口感，滿足感也更高。要是晚上8點以後才用餐，則盡量避免碳水化合物及動物性蛋白質、脂肪，攝取以大豆製品及蔬菜為主的好消化湯品。

Q7 關鍵2週甩肉計畫的「排毒期」為什麼只有2天？

A 原本排毒期應該是3天較為理想，這麼一來代謝的模式會因此改變，脂肪也會更容易燃燒。但最重要的還是讓為期2週的短期集中計畫，在「毫無壓力」的狀態下持續。

建議第一次嘗試短期計畫的人還是維持2天的排毒期，才能順利進行下去。第1天晚上到第2天中午左右是最難熬的時段，但眼看著2天的排毒期就要結束，應該能輕鬆度過難關。**等過了這2天，就會發現肚子不可思議地不餓了，身體變輕許多，甚至味覺甦醒，對食物的感受也變敏銳了。**

Q8 晚上有聚餐必須外食時，該注意哪些事呢？

A 用餐前，可先點沙拉或蔬菜棒來吃。這些食物除了食物纖維豐富，能減輕酒精對肝臟的負擔，還能緩和糖分的吸收，防止血糖急速上升，促進多餘脂肪排出。另外，能提升代謝力的發酵食品泡菜、褐藻等醋漬品也很推薦。

特別要注意炸雞、炸薯條、可樂餅、炸豆腐等高脂肪、高卡路里的炸物。這些食物容易使脂肪囤積在肝臟，降低肝臟的解毒力。相反的，**低脂肪、高蛋白的冷食、烤柳葉魚，吃燒烤時選擇雞胗或肝臟、雞肉，較能減輕對肝臟的負擔。**

Q9 減肥成功後的「復食期」，如何「避免復胖」？

A 要維持減肥成功的窈窕體型，就必須確實攝取當時身體所需的營養。減肥結束後的復食期，早餐跟午餐都跟減肥期間一樣，晚餐喝果汁，午餐吃自己喜歡的食物。中午確實攝取三大營養素——碳水化合物、蛋白質、脂肪。晚上則吃容易消化的蔬菜湯配粥（少於$1/2$碗）等，慢慢回復平常的飲食。**千萬要記住必須極力控制碳水化合物的分量，吃八分飽就好，且要在睡前3小時前用完餐。**

復食期結束後，也要記得攝取容易缺乏的維他命及礦物質。身邊常見的速食品、精製食品（白米、白砂糖、麵包、烏龍麵、義大利麵等）很難攝取到這些營養素，要小心代謝力因此降低。選擇味噌湯、糙米、醃製物、生魚片及沙拉等料理是最理想的用餐模式。

想瘦的心願 就靠「果汁+湯品」來實現！現在開始絕對不嫌晚！

回首過去，無論是小時候、成功減重20公斤時，還是之後的體重維持期，暗地裡默默維持我身體健康的都是「早上喝果汁×晚上喝湯」的生活習慣。小時候用當季蔬菜製成的早晨果汁及晚上的味噌湯，可說是我家的必備菜色。所以能在本書詳細闡述《7天瘦肚子的神奇蔬果汁》中鮮少提到的晚餐減肥湯，真的非常開心。

本書特別注重「減肥是否能持續」這件事，內容記載了多種不費力的湯品作法及食材搭配，並特製減肥時常見的虛寒畏冷、便秘、水腫等症狀的保養湯品。書裡都是我窮盡心力所研究「能確實感受到成果」、「做起來毫不費力」、「味道很美味」的果汁及蔬菜湯，是歷經無數次失敗才設計出來的食譜。非常適合怕麻煩、容易喜新厭舊、減肥總是無法持續的人。

當然，要改變長年來的飲食習慣是件相當不容易的事。不過，如果因為維持那樣的飲食習慣而讓代謝力下降，讓自己一輩子都瘦不下來，那就太得不償失了。所以，從現在下定決心做點改變吧！這麼做不但能減肥，還能擁有「健康」這個最大的財富。

大多數的人每天都會與同事、親友外出用餐，或接受他人贈予的食物。就算因此發胖了，只要藉由「早餐喝果汁×晚餐喝湯」調整即可。只要擁有一套有效的自我減肥法，就

能抱持從容的心情享用美食，**徹底從「吃了會變胖」的恐懼心理中解脫，愉快地享受每天的用餐時光**。另外，當你不再每天渾渾噩噩的生活後，身體就會自然地傾聽季節的移轉，注意內在發出的健康警訊。

　　無論現在還是以後，我們都無法制止年齡增長，但任何人都能藉由保養，讓自己的身體處於美麗又健康的狀態。當然，現在開始絕對不嫌晚，因為我相信「自己的人生一定要好好過」。

　　誠心希望各位未來的人生能過得更耀眼充實。如果這本書能幫上你一點忙，將是我最大的喜悅。最後，我要感謝協助我完成本書的所有相關人員，以及支持本書的讀者。在此獻上由衷的感激，真的非常謝謝大家。

藤井香江

國家圖書館出版品預行編目資料

7天瘦肚子2【最強版】：「早上喝果汁＋晚上喝湯」減肥
法：86道強力燃脂配方大公開，全球30萬人見證的「果汁
瘦身奇蹟」，早晚喝，2天速甩3kg！／藤井香江作；許慧
貞譯. -- 初版. -- 臺北市：采實文化, 民102.3
面；　　公分. --（愛美麗系列；15）
譯自：デトックス&脂肪燃焼　ダブル効果でやせる!
朝ジュース×夜スープダイエット
ISBN　978-986-6228-65-0（平裝）
1.減重　2.果菜汁　3.湯
411.94　　　　　　　　　　　　　　102003431

愛美麗系列 015

7天瘦肚子2【最強版】：「早上喝果汁＋晚上喝湯」減肥法

86道強力燃脂配方大公開，全球30萬人見證的「果汁瘦身奇蹟」，早晚喝，2天速甩3kg！

デトックス&脂肪燃焼　ダブル効果でやせる!　朝ジュース×夜スープダイエット

作　　　者	藤井香江
譯　　　者	許慧貞
出 版 發 行	采實文化事業有限公司
	116台北市文山區羅斯福路五段158號7樓
	電話：(02)2932-6098
	傳真：(02)2932-6097
電 子 信 箱	acme@acmebook.com.tw
采實文化出版集團	http://www.acmestore.com.tw
采實文化粉絲團	http://www.facebook.com/acmebook

總　　編　　輯	吳翠萍
主　　　編	陳鳳如
執 行 編 輯	洪曉萍
日 文 版 權	王琦柔
業 務 經 理	張純鐘
業 務 專 員	李韶婉、邱清暉
行 銷 組 長	蔡靜恩
行 政 會 計	江芝芸、陳姵如
封 面 設 計	張天薪
內 文 排 版	菩薩蠻數位文化有限公司
製版・印刷・裝訂	中茂・明和
法 律 顧 問	第一國際法律事務所 余淑杏律師

I　S　B　N	978-986-6228-65-0
定　　　價	280元
初 版 一 刷	2013年3月27日
劃 撥 帳 號	50148859
劃 撥 戶 名	采實文化事業有限公司

《DETOKKUSU & SHIBOU-NENSHOU　DABURU KOUKA DE YASERU !
ASA-JUUSU × YORU-SUUPU DAIETTO》
© Kae Fujii 2012
All rights reserved.
Original Japanese edition published by KODANSHA LTD.
Complex Chinese publishing rights arranged with KODANSHA LTD.
through KEIO CULTURAL ENTERPRISE CO., LTD.

 采實文化 ACME PUBLISHING

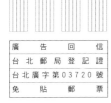

采實文化事業有限公司
ACME PUBLISHING

116台北市文山區羅斯福路五段158號7樓

采實文化讀者服務部　收

讀者服務專線：（02）2932-6098

全球超過300,000人見證の「果汁瘦身奇蹟」！

Best **7天瘦肚子** ❷

早上喝（神奇蔬果汁）✕ 晚上喝（排毒速效湯）

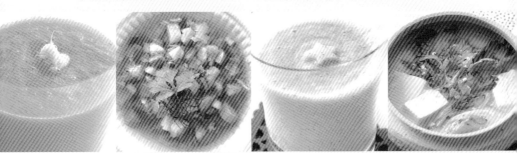

デトックス&脂肪燃焼 ダブル効果でやせる!朝ジュース×夜スープダイエット

愛美麗系列專用回函

系列：愛美麗015
書名：7天瘦肚子2【最強版】：「早上喝果汁＋晚上喝湯」減肥法
　　　86道強力燃脂配方大公開，全球30萬人見證的「果汁瘦身奇蹟」，早晚喝，2天速用3kg！

讀者資料（本資料只供出版社內部建檔及寄送必要書訊使用）：

1. 姓名：
2. 性別：□男　□女
3. 出生年月日：民國　　　　年　　　　月　　　　日（年齡：　　　　歲）
4. 教育程度：□大學以上　□大學　□專科　□高中（職）　□國中　□國小以下（含國小）
5. 聯絡地址：
6. 聯絡電話：
7. 電子郵件信箱：
8. 是否願意收到出版物相關資料：□願意　　□不願意

購書資訊：

1. 您在哪裡購買本書？□金石堂（含金石堂網路書店）　□誠品　□何嘉仁　□博客來
　　□墊腳石　□其他：＿＿＿＿＿＿＿＿＿＿＿＿＿（請寫書店名稱）
2. 購買本書日期是？＿＿＿＿年＿＿＿＿月＿＿＿＿日
3. 您從哪裡得到這本書的相關訊息？□報紙廣告　□雜誌　□電視　□廣播　□親朋好友告知
　　□逛書店看到□別人送的　□網路上看到
4. 什麼原因讓你購買本書？□對主題感興趣　□被書名吸引才買的　□封面吸引人
　　□內容好，想買回去做做看　□其他：＿＿＿＿＿＿＿＿＿＿＿＿＿＿＿＿＿＿（請寫原因）
5. 看過書以後，您覺得本書的內容：□很好　□普通　□差強人意　□應再加強　□不夠充實
6. 對這本書的整體包裝設計，您覺得：□都很好　□封面吸引人，但內頁編排有待加強
　　□封面不夠吸引人，內頁編排很棒　□封面和內頁編排都有待加強　□封面和內頁編排都很差

寫下您對本書及出版社的建議：

1. 您最喜歡本書的特點：□圖片精美　□實用簡單　□包裝設計　□內容充實
2. 您最喜歡本書中的哪一個單元？原因是？
＿＿＿
＿＿＿

3. 您最想知道哪些美容瘦身相關資訊？
＿＿＿
＿＿＿

4. 未來，您還希望我們出版什麼方向的工具類書籍？
＿＿＿
＿＿＿
＿＿＿
＿＿＿

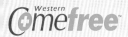

奇跡の新纖感瘦

腹の肥満を阻止します

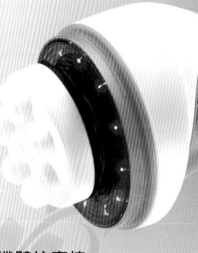

小海葵纖體按摩棒

- 遠紅外線功能設計
- 可更換兩種按摩頭
- 旋轉式按摩法/美體效果佳
- 兩色選擇

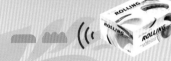

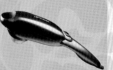
小企鵝震捶按摩棒
基礎の質感達人

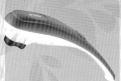
小白鯊震捶按摩棒
肩頸の輕鬆達人

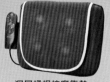
深層揉捏按摩靠墊
背部の揉捏達人

甦活足部按摩機
雙足の樂活達人

 Comefree, Taiwan

西合實業股份有限公司
台北市博愛路12號
客服地址:新北市中和區連城路238號4樓
客服電話:02-2226-1189 / 02-2314-1131

http://www
western-union.com.tw
0800-533-899

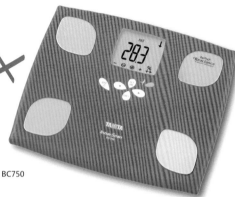

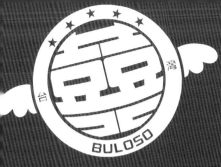
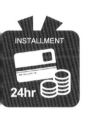
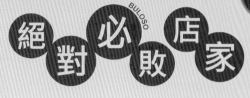
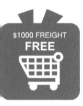
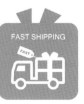
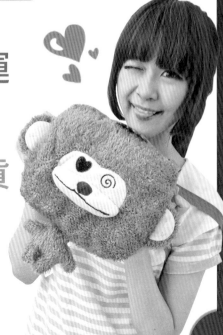

全佳豪 旋轉式果菜榨汁機

操作簡便 好施力 上蓋內有止滑片 可固定住水果的外皮 旋轉更省力

100% 台灣製造

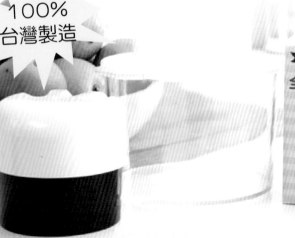

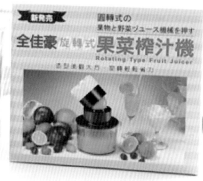

造型美觀大方 旋轉輕鬆省力 而且不會傷到外皮
不用擔心果皮殘餘的農藥吃進肚子裡 可保留較多的水果顆粒!

魔特萊無動力環保吸塵器
售價1280/組

魔特萊加壓式蓮蓬頭
水晶藍 售價780/支

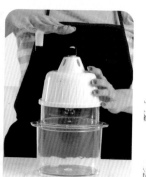

全佳豪果菜刨冰機
售價699/組

<<省水優惠活動中>>

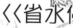
省水標章

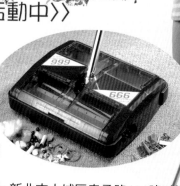

魔特萊按壓式蓮蓬頭
櫻花粉 售價990/支

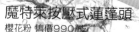

公司名稱: 春佰億企業有限公司　　地址: 新北市土城區忠承路101號2樓
網址: www.chunbaiyi.com.tw　　客服電話: 0800-011-567